夫經病於肌膚，大壽不外五候：一曰火鬱發原，是從上盜，然並於原氣者也；二曰
類人之體，也禍內閉，內閉外泄者也；三曰陽明大實，上亭水者也；四曰脈藏藏
黃，黃極賜實寫閉，厥陰寶寶者也；五曰往下集者，森火鈴櫟棣枝，細盡不於也；
呬乎此，病候尸發于也，樂可以發于乎下象。

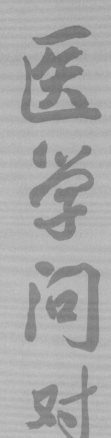

医学问对

[清] 高上池 著

[清] 王旭高 评

李顺保 张丽君 校注

图书在版编目(CIP)数据

医学问对 / 李顺保,张丽君校注. —北京:学苑出版社,2020.11

ISBN 978-7-5077-6066-8

Ⅰ.①医… Ⅱ.①李… ②张… Ⅲ.①中国医药学－中国－清代 ②《医学问对》—注释 Ⅳ.①R2-52

中国版本图书馆 CIP 数据核字(2020)第 215548 号

责任编辑:付国英
出版发行:学苑出版社
社　　址:北京市丰台区南方庄 2 号院 1 号楼
邮政编码:100079
网　　址:www.book001.com
电子信箱:xueyuanpress@163.com
销售电话:010-67601101(销售部)、010-67603091(总编室)
经　　销:新华书店
印　刷　厂:北京市京宇印刷厂
开本尺寸:880×1230　1/32
印　　张:2.625
字　　数:53 千字
版　　次:2021 年 1 月第 1 版
印　　次:2021 年 1 月第 1 次印刷
定　　价:28.00 元

前　言

　　《医学问对》系清代江苏名医高上池所著,该书以问答形式深层阐释温病学的基础理论和临床应用,继承并进一步发挥叶天士、吴鞠通的温病学说。

　　高氏首先提出"治病先必定病名,而后可按证立方"。首辨伤寒与温病,其治伤寒者,"始终以救阳气为主",而治温病者,"始终以救阴津为主"。即使是温病,也要辨别风温、温热、温疫、温毒、暑温、湿温、秋燥、冬温、温疟九种,后方可按证立方,治法各不相同。病名不明,其证治立方必误。

　　高氏特别推崇叶天士《温热论》卫气营血和吴鞠通三焦辨证纲领,尤为可贵的是,他填补了叶、吴二氏阙缺的治法,这是对温病学的又一发展。高氏在温病辨证方面,尤重舌苔色质变化,如温热病的绛舌,可区分绛而中心黄、纯绛鲜红、中心干绛、尖独干绛、舌绛而干、绛而枯萎、干绛无色之不同,其治各异。温病的舌苔变化多于伤寒病,此为温病的一大特色。

　　高氏在继承温病精华时,又发展温病学,同时亦指出温病学中某些不足之处,如指出吴又可《温疫论》治温病发痉用温燥之品,断不可从,王旭高亦赞许之。高氏对痉病亦有高见,其对痉病列出痉、瘛、瘛、厥四证的临床表现、发病机理及治疗法则,且皆有精辟阐释,对临床有重要指导意义。

此外,高氏对湿温、燥病等亦有发挥和新解。他在痢疾、中风、虚劳、烂喉痧、妇科、肺病及暑病等的诊疗中,亦有独到之建树,对临床医疗具有指导意义。

高上池(1794—1850),字鼎汾,出身中医世家,其父高锦庭系清代嘉庆、道光年间无锡名医,擅长疮疡外科,著《疡科心得集》《景岳新方歌》。高锦庭外甥王旭高(1798—1862)随舅父习医,后亦成无锡名医,著六部医籍,其中以《西溪书屋夜话录》最佳。高上池和王旭高表兄弟,出师悬壶无锡,高上池专攻温病,王旭高则专攻内科杂证。高上池和王旭高相互切磋医术,教授其子习医,由高上池执笔,王旭高评论,于1843年著《医学问对》一书作课子学医教材,又名《医理言近》。民国初,浙江绍兴名医裘庆元(1873—1948),字吉生,创办《三三医报》、三三医院,又在全国征集中医著作。此时无锡名医周小农,字镇,将此书易名《医学课儿策》并作序,且石印数册(上海中医药大学图书馆收藏),推荐予裘氏,于1924年收载于裘吉生《三三医书》中,由杭州三三医社正式出版发行。虽然中国中医药出版社于1998年、2012年、2016年三次翻印出版《三三医书》,但是皆无单行本问世。

《医学问对》手稿为王旭高所藏,后传其门生、江苏常熟(现江苏张家港市)名医顾灿卿,再传外甥常熟名医章成器,其门生陶棨涵手抄原稿一份,后辗转吾老师常熟名医师、江苏省中医终身荣誉奖获得者褚玄仁先生。褚师仔细阅读手抄本,发现石印本和《三三医书》本,不仅缺失"暑病"一节,且错误及缺失甚多,故认为抄本"文理为胜,是《医学问对》的定本、真本、完整本",后进行校勘。褚师于 2015 年 9 月 21 日赠书于我,我十分感激。今吾也八十有一,为继承和慰藉恩师遗愿,在诊病余暇,复作校对并作注释,纠正《三三医书·医学课儿策》错误 276 条,又注释 243 条,且根据抄本补进"暑病"一节,至臻完善。今使此光照中医后学者名著付梓于世。

借此感谢恩师褚玄仁先生的惠赐,并感谢学苑出版社陈辉社长和付国英编辑的大力支持!

全国名老中医药专家经验传承导师
甘肃名中医　甘肃省中医学会第六届副会长
甘肃省中医优秀专家
《西部中医药》杂志学术顾问

李顺保写于金城苔花斋
2020 年 4 月 20 日

目 录^[1]

[注释]

[1]目录:原抄本无,今校注者加。

[2]暑病:原石印本及《三三医书》本无此节,今据抄本补。

自　序

岁癸卯，鼎汾年届五十，从事医学者近二十年。每临症喜穷究其所以然之故，求之不得，质之古人，以寻其极致之理，俾惬于心而后安。于是次儿斗机年长，欲与切磋斯道，用策学条对例，随问随答，以得教学相长之益，名之曰《医学问对》[1]。将逐渐添补，逐渐修改，未敢以为定论而问世也。先录数篇，质之同人，倘得直谅多闻之友教所不逮，则鼎汾虽不敏，窃慕先贤蘧夫子[2]之知非。谨录初稿之目如下[3]，温热一、温热二、温热三、痉病、湿温、湿病、燥病、疟疾、痢疾、中风、虚劳、喉痧、妇人、胎前、肺病、暑病。

时道光癸卯[4]中秋朔日，高鼎汾上池书。

[注释]

[1]医学问对：《三三医书》作《医学课儿策》，今据抄本改。

[2]蘧夫子：蘧（qú）瑗，字伯玉，春秋时卫国大夫，孔子朋友，道家"无为而治"的创始人。相传他"年五十而知四十九年非"。

[3]下：抄本是繁体字竖排本，今改简化字横排本，故"左"改"下"。

[4]道光癸卯：道光系晚清皇帝，癸卯系甲子纪年，是公元1843年。

周　序[1]

有清以来二百数十年，医术递变，由伤寒而开治温之道，以周[2]、叶[3]、吴[4]、陈[5]、薛[6]诸氏为先，锡[7]邑当宁[8]、苏[9]之冲，医学一门名贤辈出。嘉[10]、道[11]间，高锦亭先生造诣深邃，著有《疡科心得》，集《景岳新方歌》，邑志有传。孙文靖[12]公序而刊行。王氏旭高乃其门下士也，哲嗣上池学博，承其家传，研究治术，内外并精，邑人称之。后学昔年与文孙研五[13]遇，出示其令祖所著《医学课儿策》[14]一卷，并谓策中间附旁注，为旭高先生诊余过从，共相商榷所注。手录一过，想见当时教学相长，揣摩极精，非晚近浅尝者可及。方今欧风东渐，国学有沦胥之势，浙中诸名彦，惧中学之失传也，续行医报，订行孤本，越州裘君吉生[15]，识高学广，实综其成，函来征书，亟录邮呈，当蒙称许，付梓问世，功非浅鲜。惟当此保存国粹之日，尤愿同志诸君相与搜罗征集，毋使名家著述或致湮没也可。

中华民国四年[16]冬月，无锡伯华周镇小农[17]谨识。

[注释]

[1]周序：抄本无周序。

[2]周：周扬俊（十七世纪中叶），字禹载，江苏苏州人。清代温病学家，少习儒，屡试不第，年近四十始转业岐黄，受业于林北海，开业于京师，为王公等器重。撰《温热暑疫全书》《伤寒论三注》《金匮玉函经二注》等书。

[3]叶：叶桂（1667—1746），字天士，号香岩，别号南阳先生，江苏苏州人。清代著名温病学家之首，温病学奠基人之一，首创温病卫气营血辨证纲领。所著《温热论》《临证指南医案》《叶氏医案》等，均系叶氏门人或后人整理而成。

[4]吴：《三三医书》作"陈"，误，今据抄本改。吴瑭（约1758—1836），字鞠通，江苏省淮安市淮阴区人。清代著名温病学家，首创温病三焦辨证纲领，拟订较多治疗温病的方剂，对温病的发展有巨大的贡献。撰有《温病条辨》《医医病书》《吴鞠通医案》等医书。

[5]陈祖恭:字伯平,生卒年代不详,约在清乾隆、嘉庆年间。清代温病学家,著《温热病指南集》,系温病学重要著作。

[6]薛:薛雪(1681—1770),字生白,号一瓢,又号扫叶老人,江苏苏州人。清代著名温病学家,擅长湿热病的诊疗,著有《湿热论》,对温病的发展有相当贡献。另撰《薛氏医案》《医经原旨》及《一瓢诗存》《吾以吾集》《扫叶庄诗稿》等。

[7]锡:江苏省无锡市,在南京和苏州之间,故为宁苏之冲。

[8]宁:江苏省南京市。

[9]苏:江苏省苏州市。

[10]嘉:清嘉庆皇帝,清仁宗颙琰,在位二十五年(1796—1820)。

[11]道:清道光皇帝,清宣宗旻宁,在位三十年(1821—1850)。

[12]孙文靖:字尔准,江苏无锡人。晚清官员,任闽浙总督。

[13]研五:高研五,作者高上池之孙,此书为教孙习医所作。

[14]医学课儿策:刻本和抄本均作《医学问对》。

[15]越州裘君吉生:越州,浙江绍兴古名。裘吉生,名庆元(1873—1948),民国时期医家,创办《三三医报》、三三医院,编《三三医学丛书》(又名《三三医书》)。

[16]中华民国四年:公元1915年。

[17]伯华周镇小农:周镇(1876—1942),字伯华、小农,江苏无锡人。民国时期医家,著《惜分阴轩医案》(后易名《周小农医案》)。

温热一

问：温病始于《内经》[1]何条？仲景[2]接言之者几条？后人治温，每与伤寒混者在何处？自汉以来，论温病者几家？叶天士出而直接刘河间[3]，以三焦论治而治温之法始详，其理安在？上焦之治，不外肺卫心营，肺卫心营见证，能详述欤？治肺卫者何方？治心营者何方？兼治者何方？中焦之病在阳明经府，见证分别何在？白虎、承气[4]变化几方？此外尚有何法？脾脏独不传欤？下焦之病在肝肾，宜详见证，治当何方？近日治温，多宗叶、吴[5]，叶氏之阙失者何在？吴氏之得失安在？与叶氏可互参欤？其详晰言[6]之。

天有六气：风、寒、暑、湿、燥、火。惟火有二，曰君、曰相[7]。风湿与燥，无不兼温，惟寒水与温相反。然伤寒者必病热，温

[注释]

[1]内经：系《黄帝内经》，由《素问》《灵枢经》两部组成，是秦汉前的医学名著，中医的奠基之作，中医理论的圭臬，对中医的产生和发展起到决定性作用。

[2]张仲景（二世纪中至三世纪）：张机，字仲景，河南南阳人。东汉杰出医学家，撰《伤寒杂病论》，后人整理成《伤寒论》和《金匮要略》二书。首创六经辨证，对中医的发展作出杰出贡献，后代尊称为"医圣""医方之祖"。

[3]刘河间：刘完素（1120—1200），字守真，河北河间人，世称刘河间。金代著名医家，金元四大家之一，寒凉派代表人，著《素问玄机原病式》《宣明论方》《伤寒直格》等。

[4]白虎、承气：系《伤寒论》中名方。白虎汤（石膏、知母、甘草、粳米），为治疗阳明经证代表方；承气汤（大黄、芒硝、枳实、厚朴），为治疗阳明腑实证代表方。

[5]吴：《三三医书》本作"氏"，误，今从抄本改。

[6]言：《三三医书》本作"书"，今从抄本改。

[7]曰君、曰相：即指君火和相火。君火指心火，居于上焦，主宰全身；相火居于下焦，根源于命门，温养脏腑。两者相互配合，共同维持机体正常活动。

病亦多矣哉。《阴阳应象大论》[1]曰:"重阴必阳,重阳必阴。故曰:'冬伤于寒,春必病温。'"自汉以后,医家皆未注明,因以温病为伤寒伏气,遂以温病与伤寒同治由。其不知"故曰"二字从上句来也。若曰:冬日严寒重阴者,必伤人之阳,而病在阳;春日大热重阳者,必伤人之阴,而病在阴。故曰:在冬则名伤寒,在春则名温病。仲景《伤寒论》剖别分明,曰:"太阳病,发热、无汗、恶寒、脉浮而紧者,曰伤寒;发热而渴,不恶寒者曰温病;发汗已,身灼热者,名曰风温。"然则伏气竟不病乎?曰温病之原有三:一曰伏气,指春温兼咳,温疟春初恶寒之病而言;二曰主气[2],《六元正纪大论》[3]曰:辰戌[4]之岁[5]初之气[6],民病温厉,寅申丑未之[7]岁以次而推,此客气[8]也,若每年主气,春夏之交,时令大热,热气感人,岂无温病;三曰戾气[9],凶荒兵乱之后,与非其时,而有其气,皆曰戾气。戾气成瘟,沿门相传,又可所谓瘟疫也。

[注释]

[1]阴阳应象大论:系《黄帝内经·素问》第五篇。

[2]主气:中医运气学术语,用来说明每年四季二十四节气的气候特点,分六步法,每气各主60天又87.5刻。六气所主,年年如此,固定不变,故称"主气"。

[3]六元正纪大论:系《黄帝内经·素问》第七十一篇。

[4]辰戌:以十二地支主六气。辰戌主寒水之气。

[5]之岁:《三三医书》无此二字,今据抄本补。

[6]初之气:中医运气学术语。主气之第一气,从上年十二月大寒日起算,至本年三月春分日止,主大寒、立春、雨水、惊蛰四个节气。

[7]之:《三三医书》无此字,今据抄本改。

[8]客气:中医运气学术语。说明全年异常天气,十二年一循环,每年各不相同,相对于主气而言为客气,主要依据十二地支,推算出司天、在泉、左右四间气等,运算方法较主气复杂。

[9]戾(lì利)气:系指具有强烈传染性的流行性传染性疾病的病邪,通过空气和接触传染。

明乎此,而伤寒与温病可以不混。宋元以来诸名家,不知温病伤寒之辨,如庞安常之[1]《卒病论》[2]、朱肱[3]《活人书》、韩祗和[4]《微旨》、王实[5]之《证治》、刘守真[6]之《伤寒医鉴》[7]《伤寒直格》、张子和[8]《伤寒心镜》等书,每以伤寒之法治温病,用麻桂等方,于心不安,别立通圣[9]、九味羌活[10]、双解[11]等方,甚至辛温药中加苦寒,皆非理也。

[注释]

[1]庞安常:庞安时(1042—1099),字安常,湖北浠水人。北宋著名医家,著《伤寒总病论》。亡佚著作有《难经解义》《本草补遗》《验方书》等。

[1]之:《三三医书》无此字,今据抄本补。

[2]卒病论:非庞安常著作,疑为庞安常撰《伤寒总病论》书。

[3]朱肱:字翼中,浙江吴兴人。宋代医家,著《伤寒百问》,改修补为《南阳活人书》。

[4]韩祗和:生卒年不详,约1030—1100。北宋医家,著《伤寒微旨论》二卷(原书已佚,今有《永乐大典》辑录本),对仲景学说颇有发挥又有创新,倡用辛凉解表法。

[5]王实:生卒年不详,安徽阜阳人。宋代医学家,著《伤寒证治》三卷,集各家论证伤寒方论。

[6]刘守真:刘完素(1120—1200),字守真,号通玄处士,河北河间人,世称刘河间。金代著名医家,金元四大家之一,寒凉派之代表。著有《素问玄机原病式》《素问病机气宜保命集》《宣明论方》《伤寒直格》《伤寒医鉴》等。《伤寒医鉴》一卷,系金代马宗素撰,一名《刘河间伤寒医鉴》,又收编入《刘河间医书六种》,其旨以伤寒为热病。

[7]伤寒医鉴:《三三医书》中作《伤寒医览》,误,今从抄本改。

[8]张子和:张从正(1156—1228),字子和,号戴人,河南兰考人。金代著名医家,金元四大家之一,攻下派之代表。著《儒门事亲》《伤寒心镜》等。

[9]通圣:系刘守真《宣明论方》的"防风通圣散",由防风 荆芥 连翘 麻黄 薄荷 川芎 当归 白芍 白术 栀子 大黄 芒硝 石膏 黄芩 桔梗 甘草 滑石组成。

[10]九味羌活:系张元素学生王好古《此事难知》记载张元素方剂,由羌活 防风 苍术 细辛 川芎 白芷 生地黄 黄芩 甘草加生姜 葱白组成。

[11]双解:系指刘守真《宣明论方》的"双解散",由防风通圣散除大黄 芒硝组成。

近时论温病者，张景岳[1]、吴又可[2]、喻嘉言[3]三家。景岳以"温病为伤寒"，无足论。喻氏有火症断不至化为寒病之说，分晰极清，而亦用辛温辛热之药，是但能治春初伏气之温病[4]，而忌[5]乎主气之温病也。又可直断温热之原，非风寒所中，一以辟秽为治。彼当崇祯凶荒兵火之时，但能治戾气之瘟疫，而忌[6]乎伏气主气之温病也。两家详于治温者，各执己见，不能融会贯通，如此后之治温病者，将何从取法哉？幸也，叶天士出而剖晰分明，谓："伤寒从表入，自太阳经膀胱始，当从六经论传变。温邪自口鼻入，自手太阴肺经始，当从三焦论重轻。伤寒必困其阳，当温散以救阳，得汗而寒解。温病必烁其阴，当辛凉以救阴，得汗而温亦解。"大纲之眉目既清，三焦之治，可按部而理矣。试言上焦温邪，首先犯肺，逆传心包。肺主卫，心主营。肺卫见证：舌白、咳嗽、口渴、脉右大微、恶寒，甚则发疹，当以辛凉之品，轻则银翘、竹叶、牛蒡[7]、桔梗[8]，重则石膏、知母、元参；心营见证：舌红或黑，神气模糊或见血，

[注释]

[1]张景岳：张介宾（1563—1640），字景岳，又字会卿，浙江绍兴人。明代著名医家，著《类经》《类经图翼》《类经附翼》《质疑录》《景岳全书》等医籍，临床主张常用温补方剂，后世称温补派，擅长使用熟地，后戏称"张熟地"。

[2]吴又可：吴有性（生卒年不详），字又可，江苏苏州人。明末著名医家，创新发展了温病学，提出"戾气"病因，由口鼻传入的传染病，提出"达原""三消"等治法，撰《温疫论》名著。

[3]喻嘉言：喻昌（1585—1664），字嘉言，别号西昌老人，江西南昌人。明末清初著名医家，推崇《伤寒论》，著《尚论篇》《医门法律》《寓意草》等医籍。

[4]病：《三三医书》无此字，今据抄本补。

[5]而忌：《三三医书》作"忘"，误。今据抄本改。

[6]而忌：《三三医书》作"忘"，误。今据抄本改。

[7]牛蒡：《三三医书》作"蒡"，今据抄本改。

[8]桔梗：《三三医书》作"桔"，今据抄本改。

甚则发[1]瘕，当以清营之剂，轻则芩、连、丹、栀、赤芍，重则犀角、牛黄、麝、玳、紫雪，此皆上焦见证也。其[2]方主卫者银翘散[3]化[4]两方、白虎汤[5]化三方；主营者犀角地黄汤[6]，又合银翘散[7]、五汁饮[8]、栀豉汤[9]，清宫[10]安宫牛黄丸[11]、至宝丹[12]、紫雪丹[13]，共约治上焦者十方。次言中焦，阳明为市，病至四五日后必传阳明，而况平日积滞者最多。积在腑，则温热亦引而传于腑，其见证：胸痞拒按、口燥，脉沉实，承气症

[注释]

[1]发：《三三医书》作"见"，今据抄本改。

[2]其：《三三医书》无此字，今据抄本补。

[3]银翘散：出自吴鞠通《温病条辨》，由金银花 连翘 淡豆豉 牛蒡子 薄荷 荆芥穗 桔梗 竹叶 鲜芦根 甘草组成。化两方：银翘散（辛凉平剂）和桑菊饮（辛凉轻剂）。

[4]化：《三三医书》无此字，今据抄本补。

[5]白虎汤化三方：白虎加人参汤、白虎加桂枝汤、白虎加苍术汤。

[6]犀角地黄汤：出自《千金要方》，由犀角 地黄 牡丹皮 芍药组成。

[7]散：《三三医书》作"汤"，误。今据抄本改。

[8]五汁饮：出自《温病条辨》，由梨汁 荸荠汁 鲜芦根汁 麦冬汁 藕汁（或用蔗浆）组成。

[9]栀豉汤：出自《伤寒论》，又名栀子豉汤，由栀子 淡豆豉组成。

[10]宫：《三三医书》作"寒"，误。今据抄本改。

[11]安宫牛黄丸：《三三医书》作"清营牛黄"，误。今据抄本改。此书的安宫牛黄丸出自《温病条辨》，由黄连 黄芩 栀子 犀角 牛黄 麝香 冰片 朱砂 珍珠 雄黄 郁金 金箔组成。

[12]至宝丹：《三三医书》作"至宝"，今据抄本补"丹"字。至宝丹出自《和剂局方》，由人参 朱砂 麝香 制南星 天竺黄 犀角 冰片 牛黄 琥珀 玳瑁 安息香 金箔 银箔组成。

[13]紫雪丹：《三三医书》作"紫雪"，今据抄本补"丹"字。紫雪丹出自《千金要方》，由石膏 寒水石 磁石 羚羊角 木香 犀角 沉香 丁香 升麻 元参 炙甘草 扑硝 硝石 辰砂 麝香 黄金组成。

也。然而变化者十余方，胃实肠虚，用大黄而去芒硝（为小承气）；胃虚肠实，用芒硝而去大黄（为柴胡承气[1]）；肠胃实而不痞，轻用硝黄去朴[2]、实[3]（为调胃承气）；虚者加二[4]参（为新加黄龙[5]）；兼上焦者，加瓜蒌、杏仁、石膏；兼心营者，大黄汤化下牛黄丸[6]；兼小肠小便不通，大黄同芩、连、丹、地苦泄之；液涸甚者，硝黄同元参、地麦合用，名增液汤[7]，皆承气变法也。若在经见证，脉必洪大浮躁，白虎三法外，又有竹叶石膏汤[8]、化癍汤[9]两方，此皆中焦见证化方也。若伤脾者必发黄，其病最急，茵陈栀子大黄汤急救法也。下焦之病，见于肝者痉厥，见于肾者烦而不寐，治痉者，宜龟甲、鳖甲、牡蛎、阿胶等。治烦者，黄连、阿胶、地、芍，共约十方，皆从定风珠[10]、复脉、黄连阿胶数方变化。壮火盛者，不得用定风珠、复

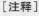

[注释]

[1]承气：《三三医书》作"芒硝"，误。今据抄本改。

[2]朴：厚朴。

[3]实：枳实。

[4]二：《三三医书》作"三"，误。今据抄本改。二参为人参、玄参。

[5]新加黄龙：即新加黄龙汤，出自《温病条辨》方剂，由生地黄 甘草 人参 生大黄 芒硝 玄参 麦冬 当归 海参 姜汁组成。

[6]大黄汤：即大黄一味药。

[6]下：《三三医书》无此字，今据抄本补。

[6]牛黄丸：即安宫牛黄丸。

[7]汤：《三三医书》无此字，今据抄本补。

　增液汤：出自《温病条辨》，由玄参 麦冬 生地黄组成。

[8]汤：《三三医书》无此字，今据抄本补。

　竹叶石膏汤：出自《伤寒论》方剂，由竹叶 生石膏 制半夏 人参 麦冬 甘草组成。

[9]化癍汤：出自《温病条辨》方剂，由生石膏 知母 甘草 玄参 犀角 粳米组成。

[10]定风珠：有大定风珠和小定风珠，皆出自《温病条辨》方剂。大定风珠由白芍 阿胶 生龟版 地黄 麻仁 五味子 生牡蛎 麦冬 炙甘草 鸡子黄 生鳖甲组成；小定风珠由鸡子黄 阿胶 生龟版 童尿 淡菜组成。

9

脉。邪少虚多者,不得用黄连阿胶汤[1]。阴[2]虚痉,不得用青蒿、鳖甲。若夫叶氏阙失,在无消食消痰。盖温病初起,岂无夹食,当用保和之类[3];岂无胸满夹痰,当用陷胸之类[4]者,叶氏方中独阙。而芳香化秽、甘寒生津二法,实足为温病死中求活之方。故吴又可能荡涤,而短于养津;香化能治黎藿,而不能治膏[5]梁。叶天士能柔和,而短于消痰、消食,能治膏[5]梁,而不能治黎藿,此定论也。在今日读两公书者,去其偏而救其弊,何不可互参欤?

医
学
问
对

[注释]

[1]汤:《三三医书》无此字,今据抄本补。

[2]阴:《三三医书》作"除",误。今据抄本改。

[3]保和之类:保和丸一类方剂。保和丸出自《丹溪心法》方剂,由山楂 神曲 半夏 茯苓 陈皮 连翘 莱菔子组成。

[4]陷胸之类:大陷胸汤和小陷胸汤一类方剂,皆出自《伤寒论》方剂。大陷胸汤由大黄 芒硝 甘遂组成;小陷胸汤由黄连 半夏 瓜蒌实组成。

[5]高:抄本和《三三医书》均作"高",今改"膏"。

温热二

问：治病必先定病名，而后可按证立方。王叔和虽不能自立温病之方，而伤寒例中，立温病名目九条，能一一分晰其见证欤？吴又可著《瘟疫论》，瘟温二字，能详辨欤？温病始于上焦，能言其所以然欤？温病之因与伤寒分别处安在？明乎死症之所以然，而后可救其生。温病之死法有几？能历历详言之欤？温病不用麻黄发汗者曷故？而冬温病其葳蕤法独用麻黄者曷故？何者为瘟？何者为疹？能详其所生所发之源欤？或曰宜托，或曰宜化，能剖其宜托宜化之故欤？医家以治病为务[1]，应人之求，了然于心者，先当了然于手。

温病有风温，有温热，有温疫，有温毒，有暑温，有湿温，有秋燥，有冬温，有温疟，共九条。王叔和以一切外感叙于伤寒例中，悉以伤寒法治之，贻患[2]无穷。今按：风温者，初春阳气始开，厥阴令行，风夹温也；温[3]热者，春末夏初，阳气弛张，温盛为热也；温疫者，厉气流行，多兼秽浊，家家如是，若役使然也；温毒者，诸温夹毒，秽浊太甚也；暑温者，正夏之时，暑病之偏于热者也；湿温者，长夏初秋，湿中生热，即暑病之偏于湿者也；秋燥者，秋金燥烈之气也；冬温者，冬应寒而反温，阳不潜藏，民病温也；温疟者，阴气先伤，又因于暑，阳气独发也。至[4]《瘟疫论》一书，又可特论瘟疫一端，瘟字从温

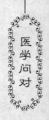

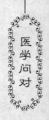医学问对

11

[注释]

[1]治病为务：《三三医书》作"实事"，误。今据抄本改。

[2]患：《三三医书》作"惠"，误。今据抄本改。

[3]温：《三三医书》无此字，今据抄本补。

[4]至：《三三医书》无此字，今据抄本补。

之半，仍属热病，但只指厉气为病耳，不可以统治四时之温病也。试言温病起手太阴之故：夫天地一阴一[1]阳也，若在于时[2]，一寒一[3]暑也，而寒暑之成，由风变也。自秋而冬，风从西北方来，乃觱发[4]之寒风，寒必伤阳。膀胱足太阳府也。寒邪郁遏阳气，而为头痛恶寒之伤寒。自春而夏，风从东南方来，乃解冻之温风，温必伤阴，肺经手太阴脏也。温邪郁遏阴气，而为咳嗽、自汗、口渴、身热之温病。故伤寒从太阳经肌表始，由表而里；温病从太阴上焦始，由上而下。一纵一横，而寒热之病情彰矣。故曰：水火者，阴阳之征兆也；南北者，阴阳之极致也。天地之阴阳和平，而万物生；人身之阴阳和平，而百病却。一有所偏，即为病。偏于水者病寒，偏于火者病热。烛其病在水也，温之热之；烛其病在火也，凉之寒之。各救其偏，以抵[5]于平，而医之能事毕矣。虽然不明乎温病，所以死之故，将何以救其生？夫温病死状，大略不外五条：一曰火势燎原，血从上溢，肺之化源绝者死；二曰热入心营，心神内闭，内闭外脱者死；三曰阳明大[6]实，土克水者死；四曰脾[7]郁发黄，黄极则窍为闭，秽浊塞窍者死；五曰在下焦者，无非销烁津液，涸尽而死也。明乎此，病既了然于心，药可了然于手下矣。夫[8]

[注释]

[1]一：《三三医书》无此字，今据抄本补。

[2]若在于时：《三三医书》作"若在时节"，误。今据抄本改。

[3]一：《三三医书》无此字，今据抄本补。

[4]觱(bì)发：风寒。《诗经·豳风》："一之日觱发"。《三三医书》作"觱栗"，误。今据抄本改。

[5]抵：《三三医书》作"底"，误。今据抄本改。

[6]大：《三三医书》作"太"，误。今据抄本改。

[7]脾：《三三医书》作"肝"，误。今据抄本改。

[8]夫：《三三医书》作"若夫"，误。今据抄本改。

温病不用麻黄发汗之故,可罕譬而知之。今夫冬令严寒,西北行令也。西北风为主风,见之不雨,风转东南而雨来矣。春夏温暖,东南行令也,东南风为主风,见之不雨,风转西北而雨至矣。人之汗,以天地之雨名之,夏令安得用辛温如[1]麻黄发表之药乎?且夫汗也者,以阳气为运用,以阴津为材料。阴津有余,阳气不足,又为寒邪杀厉之气所搏,不能自出,必用麻黄[2]辛温味薄急走之药,以运其阳气而汗始出,故《伤寒》一书,始终以救阳气为主。若阳气有余,阴津不足,又为温热升发之气所烁,而汗自出,或不出,必用膏、知、冬、地辛凉甘润之品,培养其阴津为材料,以为作[3]汗之地。故治温病者,始终以救阴津为主,至葳蕤汤[4]用麻黄。虽感冬时之温,仍有冷风外束也,故以石膏治温,麻黄达表,或曰[5]温病而误发太阳经之汗,其人热甚血燥,不能蒸汗。温邪郁于肌表血分,必发瘟疹,不知手经本是逆传。手太阴病不解,原[6]有必传手厥阴心包络之理,故温病中发疹者十居[7]八九,发瘟者十居[8]二三。瘟乃纯赤大片,为肌肉病,胃主肌肉,胃病也,赤为营色,故[9]以

13

[注释]

[1]如:《三三医书》作"之",误,今据抄本改。

[2]麻黄:《三三医书》作"麻桂",误,今据抄本改。

[3]作:《三三医书》作"正",误。今据抄本改。

[4]汤:《三三医书》无此字,今据抄本改。葳蕤汤出自《备急千金要方》方剂,正名为"葳蕤汤",由葳蕤 白薇 麻黄 独活 杏仁 川芎 甘草 青木香 石膏组成。葳蕤为玉竹之别名。

[5]曰:《三三医书》无此字,今据抄本补。

[6]原:《三三医书》作"本",亦可。今据抄本改。

[7]居:《三三医书》无此字,今据抄本补。

[8]居:《三三医书》无此字,今据抄本补。

[9]故:《三三医书》作"故化",误。今据抄本改。

石膏、知母为主[1]，亦可加犀角、元参，所谓主以咸寒，佐以苦甘法也。若夫疹系红点高起，系血络中病，肺病也，当主以银、蒡芳香透络，薄、翘辛凉解肌，甘、桔[2]、地、元参甘寒清血，要[3]皆主以化法为正。吴[4]又可出一托里举瘢法，用归、升、柴、芷、山甲温燥之品。当春夏阳升时，更升阳气，能不畏其烁津液乎？此不通经文之过也，宜戒用之。

（一）论寒暑由乎风变，及寒风伤阳、温风伤阴之故。洵[5]是特识。

（二）论温病发汗，不用麻黄或用麻黄一节，理明辞畅。

（三）叶氏《温热论》中，有琐碎小点淡红色，非属阴瘢，即属虚瘢之说，似宜补托，如加减复脉之类亦托法也。若又可之托里举瘢、温燥升发，断不可从。王旭高评[6]。

14

[注释]

[1]为主：《三三医书》无此二字，今据抄本补。

[2]桔：《三三医书》作"竹"，误。今据抄本改。

[3]要：《三三医书》作"一"，误。今据抄本改。

[4]吴：《三三医书》无此字前有"彼"字，误。今据抄本删。

[5]洵(xún)：诚然，实在。成语"洵属可敬"。

[6]评：抄本和《三三医书》皆作"注"，今据本书是高上池和王旭高切磋成文，故不宜用"注"，而改为"评"更恰当。下同，不再注。

温热三

问：温病上焦肺卫心营外，尚有何证何方？中焦脾胃外，尚有何证何方？下焦肝肾外，尚有何证何方？今人论舌苔较细，古人能分辨其见证欤？甘寒、苦寒、咸寒能分辨其当用欤？辛凉与香化用法，能言其故欤？古人每用败毒散[1]起首，或陶节庵柴葛解肌汤[2]，其宜安在？其禁安在？今人每用吴氏达原饮[3]起首，其宜安在？其禁安在？白虎、承气、复脉[4]三方之禁，能详言欤？小儿麻疹之类，与瘑疹同源欤？妇人胎前产后之温病，丹溪谓宜先补气血，景岳谓宜急清外邪内食，能独出手眼欤？平日明白辨之，临时庶应手用之。

上焦营卫外，有夹痰证，咳喘痰多[5]、苔腻、脘闷，宜小陷胸汤；有夹饮症，烦躁、面红、苔黄，宜大陷胸汤；有膈间症，舌微黄、寸脉[6]盛、懊憹、欲呕，宜栀豉汤；痰涎涌甚者，宜瓜蒂散[7]；有液涸症，口渴、白沫，宜五汁饮。中焦脾胃外，下后汗

[注释]

[1]败毒散：又名人参败毒散，出自《小儿药证直诀》方剂，由人参 羌活 独活 柴胡 前胡 枳壳 茯苓 桔梗 川芎 甘草组成。

[2]柴葛解肌汤：《三三医书》无"汤"字，今据抄本补。柴葛解肌汤出自《伤寒六书》方剂，由柴胡 干葛 甘草 黄芩 羌活 白芷 芍药 桔梗组成。

[3]达原饮：出自《温疫论》方剂，由槟榔 厚朴 草果 知母 芍药 黄芩 甘草组成。

[4]复脉：复脉汤即《伤寒论》炙甘草汤，但该书的复脉汤是指《温病条辨》中的加减复脉汤、二甲复脉汤和三甲复脉汤。加减复脉汤由炙甘草 生地黄 阿胶 麦冬 麻仁 白芍 大枣组成。二甲复脉汤由加减复脉汤内，加生牡蛎 生鳖甲组成。三甲复脉汤由二甲复脉汤加生龟版组成。

[5]痰多：《三三医书》无此二字，今据抄本补。

[6]脉：《三三医书》无此字，今据抄本补。

[7]瓜蒂散：出自《伤寒论》方剂，由瓜蒂 赤小豆组成。

自出，下既伤阴，汗又泄阴，当复其阴，宜益胃汤[1]；下后无汗，脉数，宜清燥汤[2]加沙参、梨汁、牡蛎；懊侬、小便不利，宜栀子柏皮汤[3]；渴饮舌燥、发黄，茵陈蒿汤[4]；证未可下，小溲短，宜冬地三黄汤[5]。下焦肝肾外，少阴心烦不得卧，宜黄连阿胶汤[6]；阴中伏热夜甚者，宜青蒿鳖甲汤[7]；瘀血漱水便黑者，宜犀角地黄汤；少腹坚满蓄血，宜桃仁承气[8]、抵当汤[9]；便脓血者，宜桃花粥[10]；少阴胸满心烦者，宜猪肤汤[11]；咽痛者，甘桔汤[12]；少阴咽疮，苦酒汤[13]。

试言舌苔：舌绛不渴夜甚，乃入营的候则有清营汤[14]，绛而中心黄者，当气血两清，用玉女煎[15]；纯绛鲜红，急涤心包，

[注释]

[1]益胃汤：出自《温病条辨》方剂，由沙参 麦冬 生地黄 玉竹 冰糖组成。

[2]清燥汤：出自《温病条辨》方剂，由麦冬 知母 人中黄 细生地 元参组成。

[3]栀子柏皮汤：出自《伤寒论》方剂，由栀子 黄柏 炙甘草组成。

[4]茵陈蒿汤：出自《伤寒论》方剂，由茵陈蒿 栀子 大黄组成。

[5]冬地三黄汤：出自《温病条辨》方剂，由麦冬 黄连 苇根汁 元参 黄柏 银花露 细生地 黄芩 生甘草组成。

[6]黄连阿胶汤：出自《伤寒论》方剂，由黄连 黄芩 芍药 阿胶 鸡子黄组成。

[7]青蒿鳖甲汤：出自《温病条辨》方剂，由青蒿 鳖甲 生地黄 知母 丹皮组成。

[8]桃仁承气(汤)：出自《伤寒论》方剂，由桃仁 大黄 桂枝 炙甘草 芒硝组成。

[9]抵当(汤)：出自《伤寒论》方剂，由水蛭 虻虫 桃仁 大黄组成。

[10]桃花粥：出自《温病条辨》方剂，由人参 炙甘草 赤石脂 白粳米组成。

[11]猪肤汤：出自《伤寒论》方剂，由猪皮 白蜜 白米粉组成。

[12]甘桔汤：出自《金匮要略》方剂，又名桔梗汤，由甘草 桔梗组成。

[13]苦酒汤：出自《伤寒论》方剂，由半夏 鸡子 苦酒组成。

[14]则有清营汤：《三三医书》作"清营"，今据抄本补。清营汤出自《温病条辨》方剂，由犀角 生地黄 玄参 麦冬 黄连 银花 连翘 竹叶 丹参组成。

[15]用玉女煎：《三三医书》作"玉女"，今据抄本改。玉女煎出自《景岳全书》方剂，由生石膏 知母 熟地黄 麦冬 牛膝组成。

清营汤[1]、牛黄丸[2]；中心干绛，两清心胃，化癍汤[3]、元犀饮[4]；尖独干绛，专泄火腑，冬地三黄汤[5]；舌绛而干，当濡胃阴，用五汁饮[6]；绛而枯萎，急用胶黄；干绛无色，急投复脉。以上仍宜脉症合参。若舌绛，兼有白苔或黄白相兼，邪仍在气分；绛而滑苔，湿热熏蒸，忌血药腻补，邪必难解。若夫温家用方，《经》云："风淫于内，治以辛凉，佐以苦甘；热淫于内，治以咸寒，佐以甘苦。"[7]甘寒，如麦、地、石膏、梨蔗之属；苦寒如芩、连、知、柏、山栀。盖咸寒保肾水而安心体（犀角、金汁），苦寒通火腑而泻心火（连、栀、知[8]、柏）。甘寒则养胃液而保肺阴，加以芳香化秽浊而利机窍（麝香、冰片、郁金、雄黄），是从仲景温化之外，立一凉化法门，搜剔络中之秽，最为微妙。活人败毒散[9]、柴葛解肌汤，是冷风外罩肌肉、温邪内伏于里，其症必先恶寒、骨节烦疼，立此法者，先去其新感之寒，再理其温。然而阴亏者宜禁，自汗者宜禁。若夫吴氏之达原饮，达募原之邪，其见症所谓厌厌惵惵，苔如白粉，然惟强

医学问对

17

[注释]

[1]汤：《三三医书》无此字，今据抄本补。

[2]丸：《三三医书》无此字，今据抄本补。

[3]汤：《三三医书》无此字，今据抄本补。

[4]饮：《三三医书》无此字，今据抄本补。元犀饮亦名玄犀饮，方出《简明医毂》方剂，由玄参 升麻 大黄 犀角 生地黄 黄芩 黄柏 甘草组成。

[5]汤：《三三医书》无此字，今据抄本补。冬地三黄汤出自《温病条辨》方剂，由麦冬 生地黄 黄连 黄柏 黄芩 芦根汁 元参 银花露 生甘草组成。

[6]用五汁饮：《三三医书》作"五汁"，今据抄本补。

[7]此句出自《黄帝内经素问·至真要大论》。

[8]知：《三三医书》作"黄"，误。今据抄本改。

[9]活人败毒散：出自《温病条辨》方剂，由羌活 独活 茯苓 川芎 枳壳 柴胡 人参 前胡 桔梗 甘草组成。

壮体实[1]者宜之,液枯者禁,火重者亦禁。白虎之禁,脉沉细者禁,不渴者禁,汗不出者禁。承气非实热蔽锢、血气俱结者,不可用。复脉之用在邪少虚多,阴虚欲痉、壮火尚盛[2]者禁之。若小儿麻疹、瘄瘀,与温邪之疹无异,皆属热邪犯肺。但疹之限期最迫,只有三日。前人有痘宜温、疹宜凉之论,实为确见。惟温疹更甚于小儿之风热疹,当先以辛凉清解,后以甘凉收功。今夫春升秋降,天地之常理也。况病温者,下焦之精气本虚,当春升之令,下虚之体,再升其少阳之[3]主气,能无下竭上厥乎?治温疹者,最[4]忌麻黄、西[5]河柳之辛温伤肺,尤忌羌、防、柴、葛之表散升提,误用必致喘咳欲厥。救其误者,仍宜用辛凉之品,加苦桔、旋覆上升下降,甚则白虎加旋覆、杏仁。若瘕为胃病,已详言之。妇人胎前产后之温病,又当分别言之。朱丹溪曰:产后当大补气血,即有杂[6]病,从末治之。一切病多是血虚,不可发表,是原于仲景“亡血禁汗”之条。张景岳曰:产后表邪宜解,火邪宜清,内滞宜消。此原于仲景小柴胡、承气等法。是二子之论,不可偏废。然而产后自有妙法。妙法云何?手挥目送是也。手下所治是实症,目中心中意中注定是产后,识症真,对病确,一击而罢。如病从上焦来,治上不犯中,药不可轻,须用多备少服法。外感已,即复其虚,所谓无粮之兵,贵在速战;若畏产后虚怯,用药过轻,延至三四日后,反

医学问对

18

[注释]

[1]体实:《三三医书》作“实体”,误。今据抄本补改。

[2]盛:《三三医书》作“甚”,误。今据抄本补改。

[3]之:《三三医书》无此字,今据抄本补。

[4]最:《三三医书》无此字,今据抄本补。

[5]西:《三三医书》作“四”,误。今据抄本改。

[6]杂:《三三医书》作“疾”,误。今据抄本改。

不能胜药矣。如腹痛拒按则化瘀，喜按即补络，快如转丸。其六气为病，除伤寒遵仲景法[1]外，当于温热条中三焦求[2]之，斟酌轻重而急用之，所谓"另出手眼者，不外"是矣。顾产后热病之难，更有故。盖温经之药，多能补虚，而补虚之品，不能清热。此则复脉、三甲、定风等法，能补前人之未备，而产后阴气大亏之热症，可相机而用矣。若夫类白虎一症，东垣用当归补血汤[3]，是劳役伤阳气之的方，产后之妙法也。而胎前一切病，仍各从见症，应清则清，应下则下，断弗拘执，思过半矣。

（一）宜与叶氏《温热论》中舌苔一段合看。

（二）手挥目送四字，妙！妙！王旭高评。

[注释]

[1]法：《三三医书》无此字，今据抄本补。

[2]求：《三三医书》作"救"，误。今据抄本改。

[3]当归补血汤：出自《内外伤辨惑论》方剂，由黄芪一两 当归二钱组成。

痉病

问：《内经》"诸痉强直，皆属于湿"，其义安在？仲景治痉几方，能举其要欤？今日之治痉，可以通用乎？痉、瘛、痫、厥四症，分别处何在？痉病之寒热虚实，能历历剖分之欤？痉病亦有六气所感欤？俗传小儿惊风，分明是痉，俗传产后惊风，分明是痉，可一一详言之欤？此症为时邪，变症最多，当细辨之。

《内经》云："诸痉强直，皆属于湿"[1]，此湿字，风字传写之误也。痉症现象皆风木刚强屈拗[2]之象，湿性下行而柔，木性上行而刚，湿非无痉也，而湿字不能包括痉病，方中行痉书十八条，除《素问》《千金》二条外，其余皆仲景之言，其论脉二条，曰痉脉紧兼弦，曰痉脉伏坚直，皆风木之象，余十四条，风寒致痉居其十，风家禁下一条，疮家禁汗一条，新产亡血两条，皆内因也。明乎此，而外感内伤皆能致痉，其理灼然，何不可通于今日之治痉乎？"痉瘛痫厥"四字，最宜分别。痉者强直之谓，后人所谓"角弓反张"，古人所谓"痉"也；瘛者蠕动引缩之谓，后人所谓"抽掣搐搦"，古人所谓"瘛"也；抽掣搐搦时作时止，数日数月复发，发则不治而自止者，痫也；四肢冷如水者，厥也，四肢热如火者，亦厥也。仲景曰："阴阳之气不相顺接[3]，故曰厥。"《素问》谓："太阳所至为痉，少阳所至为瘛。"[4]

[注释]

[1]此句出自《黄帝内经素问·至真要大论》，《素问》原文为"诸痉项强，皆属于湿。"

[2]拗：《三三医书》作"幼"，误。今据抄本改。

[3]阴阳之气不相顺接：《三三医书》作"阴阳气不相接"，误。今据抄本改。

[4]此句出自《黄帝内经素问·六元正纪大论》。

盖痉属水,而瘈属火,一则因寒,一则因热,各不相侔[1]也。大抵痉、瘈、痫、厥四症,皆当以寒热虚实辨之。六淫致痉,实症也;产妇亡血、病久致痉、风家误下、温病误汗、疮家发汗,皆虚痉也;风寒、风湿致痉者,寒痉也;风温、风热、风暑、燥火致痉者,热痉也;俗传慢惊风者,虚寒痉也;阴液虚而本脏自病者,虚热痉也。后人皆以痉名,其实寒为痉,而热为瘈。仲景刚痉、柔痉之论,为伤寒者而言,未尝议及瘈病,故总[2]在寒水一门,兼风则为有汗之柔痉。盖寒而实者也,除寒痉外,皆瘈病之实而热也,治痉宜用刚而温,治瘈宜用柔而凉。痉而兼瘈,水极而似火也。瘈而兼痉,火极而似水也,此其大略也。若[3]欲细分六气内伤之条目,先当明辨痉瘈之九大纲。九纲云何?一曰寒痉,仲景之太阳病,身体强几几然,脉沉迟有汗者为柔痉,因其风多寒少,而用桂枝汤[4]加味。无汗为刚痉,属寒,用葛根汤[5],内有麻黄、桂枝,而不用麻桂立名者,病已至阳明也。若冷风咳嗽致痉者,用杏苏散[6]。一曰风温痉,即瘈症也。当阳气发泄之时,君火主气之候,轻则用辛凉轻剂银翘散,重则用辛凉重剂白虎汤。伤津液者,加地、冬;神昏者,用芳香开膻中,如清宫牛黄、紫雪,愈后用三才六味[7],以复

医学问对

[注释]

[1]侔:《三三医书》作"谋",误。今据抄本改。侔(móu):相等。

[2]总:《三三医书》作"抱",误。今据抄本改。

[3]若:《三三医书》无此字,今据抄本改。

[4]桂枝汤:出自《伤寒论》,由桂枝 白芍 生姜 炙甘草 大枣组成。

[5]葛根汤:出自《伤寒论》,由葛根 麻黄 桂枝 芍药 生姜 炙甘草 大枣组成。

[6]杏苏散:出自《温病条辨》,由杏仁 苏叶 制半夏 茯苓 前胡 桔梗 枳壳 橘皮 甘草 生姜 大枣组成。

[7]三才六味:即三才汤合六味地黄丸,三才汤出自《温病条辨》,由人参 天冬 地黄组成。六味地黄丸出自《伤寒论》,由地黄 山药 山萸肉 泽泻 茯苓 牡丹皮组成。

其津;咳者,用桑菊饮[1],此症最忌辛温。一曰温热痉,此病发于夏至之前,六淫之火气销烁真阴而致,此症较前症重而多,治法一如上,但药之浅深轻重,视病之浅深轻重而已。一曰暑痉,其症发于夏至以后,其时二气发泄,邪之来也,势[2]如奔马,其传变也,急[3]如击电。如身热、头痛、项强、无汗,暑兼风寒,宜香薷饮[4];有汗者用银翘,重加桑叶,咳用桑菊;汗多用白虎,脉芤而[5]喘者用人参白虎,身重汗多[6]用苍术白虎;脉芤、汗出[7]、多言、喘咳、欲脱用生脉[8];神识不清用清营加钩勾、羚角、丹皮;神昏者紫雪、牛黄,势轻者清络饮[9]。一曰湿痉,其症有寒有热,寒湿泻久作痢,五苓散[10]或三仁汤[11];湿火入心包,清宫去莲、麦加赤小豆,重者紫雪、银翘、马勃、苇

[注释]

[1]桑菊饮:出自《温病条辨》方剂,由桑叶 菊花 杏仁 连翘 薄荷 桔梗 芦根 甘草 组成。

[2]势:《三三医书》无此字,今据抄本补。

[3]急:《三三医书》无此字,今据抄本补。

[4]香薷饮:即新加香薷饮,出自《温病条辨》方剂,由香薷 银花 连翘 扁豆花 厚朴组成。

[5]而:《三三医书》无此字,今据抄本改。

[6]多:《三三医书》作"少",误。今据抄本改。

[7]出:《三三医书》作"赤",误。今据抄本改。

[8]生脉:即生脉散,出自《内外伤辨惑论》方剂,又名生脉饮,由人参 麦冬 五味子组成。

[9]清络饮:出自《温病条辨》方剂,由鲜荷叶边 鲜银花 西瓜翠衣 鲜扁豆花 丝瓜皮 鲜竹叶心组成。

[10]五苓散:出自《伤寒论》方剂,由茯苓 猪苓 泽泻 白术 桂枝组成。

[11]三仁汤:出自《温病条辨》方剂,由杏仁 生薏苡仁 白蔻仁 制半夏 滑石 通草 竹叶 厚朴组成。

茎加滑石[1]、杏仁[2]；寒湿苔白，经络拘急，桂枝、姜、附。余见苔黄手足疭者，用黄连泻心[3]亦愈。一曰燥痉，燥气化火，销烁津液，本能致痉，证略似风温，正秋时凉风外罩之症，宜辛凉甘[4]润，有伏暑则兼湿，宜苦辛淡渗[5]，燥气化寒，胁痛呕吐，法用苦温，佐以甘辛。一曰内伤饮食痉，即俗所谓慢惊也，必先由吐泻，有脾胃两伤者，有专伤脾阳、专伤胃阳者，有伤及肾阳者，参苓白术[6]、四君[7]、六君[8]、异功[9]、补中益气[10]、理中[11]等，皆可选用，虚寒甚者理中加丁香、肉桂、肉果、诃子之[12]类，因他病伤寒凉者亦同此例。一曰客忤痉，此则因惊吓而致者也。盖小儿神怯气弱，见非常物、听非常声、或失足落空，百中一二，如谓皆因惊吓而致则谬矣。其症发热面青，时

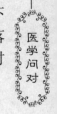

[注释]

[1]石：《三三医书》无此字，今据抄本补。

[2]仁：《三三医书》无此字，今据抄本补。

[3]黄连泻心：即黄连泻心汤，出自《伤寒论》方剂，由黄连 黄芩 大黄组成。

[4]甘：《三三医书》无此字，今据抄本改。

[5]渗：《三三医书》无此字，今据抄本补。、

[6]参苓白术：即参苓白术散，出自《太平惠民和剂局方》方剂，由人参 白术 茯苓 山药 白扁豆 莲子肉 薏苡仁 砂仁 桔梗 炙甘草组成。

[7]四君：即四君子汤，出自《鸡峰普济方》方剂，由人参 白术 茯苓 炙甘草组成。

[8]六君：即六君子汤，出自《妇人良方》方剂，由人参 白术 茯苓 炙甘草 陈皮 半夏组成。

[9]异功：即异功散，出自《小儿药证直诀》方剂，由人参 白术 茯苓 炙甘草 陈皮组成。

[10]补中益气：即补中益气汤，出自《脾胃论》方剂，由黄芪 人参 白术 当归 陈皮 升麻 柴胡 炙甘草组成。

[11]理中：即理中汤，出自《伤寒论》方剂，由人参 白术 干姜 炙甘草组成。

[12]之：《三三医书》无此字，今据抄本补。

为呓语,四肢蠕动,宜复脉去参、桂、姜、枣,加丹皮、丹参、犀角,补心之体,配心之用,便结加元参,溏加牡蛎,汗多神不宁恐惧者加龙骨、琥珀[1]、朱砂,然必得确情而后用之。一曰本脏自病痉,治此者一以育阴柔肝为主。以上所谓外感痉,即今日俗所传小儿惊风之痉也。以上所谓内伤痉,即今日俗所传产后惊风之痉也。夫[2]小儿易痉之故,一由肌肤薄弱、脏腑嫩小、变传最速;一由近世不明六气,一见外感,即与发表,既痉之后,重用苦寒,虽壮男壮女,误汗致痉者多矣。

　　寒为痉而热为痖,一语破的。王旭高评。

[注释]

[1]琥珀:《三三医书》作"整琥珀",误。今据抄本改。

[2]夫:《三三医书》作"盖",误。今据抄本改。

湿温

问：湿温之病，其所由成者何因？湿温见症，以何证为提纲？其不能速愈者何故？忌汗者何故？忌下者何故？忌清润者何故？治当以何方为主方？上焦之变症何方？中焦之病，何症？何方？其蔓延三焦之病，亦分气血，治气分者何方？治血分者何方？湿温并治者何方？病至下焦与温热病异处何在？当斡旋者何方？此病今人混称瘅疟久矣，必须详辨明晰，庶几挽世之谬。

暑，兼湿与热者也。苍瘦而黑之人，阴虚而火旺，感暑之热而即发者，为暑温。肥白面黄之人，感暑之湿不即发，至秋后发者，曰湿温。今人谬言瘅疟，其实皆湿温也。湿温所由成，湿重热轻，热伏湿中而成也。其见症头痛、恶寒、胸闷、不饥、午后身热、状若阴虚、而必以舌白不渴、脉细而濡、面色淡黄为提纲。盖恶寒、身痛、头痛、发热，伤寒似之，脉濡则别于伤寒矣。舌白不渴、面黄，则并非伤暑之偏于火者矣，此湿温之的症也。湿闭清阳之道，则胸闷不饥。湿为阴邪，阴邪旺于阴分，故与阴虚同一[1]，午后身[2]热，湿性氤氲黏腻，非若寒邪之一汗即解，温邪之一凉即退，其症较之温病，势最缓而实重，故难速已。世医不知其湿温，见其恶寒、头痛、身热，以为伤寒也，而汗之。汗伤心阳，湿随辛温表药蒸腾上逆，内蒙清窍，则神昏；上蒙清窍，则耳聋目瞑不言。湿症之所以忌汗也，见其中满不饥，以为停滞而大下之。误下则伤阴，而重抑脾阳

[注释]

[1]一：《三三医书》无此字，今据抄本补。

[2]身：《三三医书》作"之发"，误。今据抄本改。

之升。脾气转陷，湿邪内溃，故洞泄，湿症之所以忌下也。见其午后身热，以为阴虚，而用柔药润之，湿为胶滞阴邪，再加柔润阴药，二阴相合，同气相求，遂有锢结而不可解之势，湿症之所以忌清润也。治之之法，宜三仁汤，用杏、蔻、朴、半等，先开上焦肺气。肺主一身之气，气化则湿亦化。用滑石、通草等，分利下焦，此治湿之正方也。湿气弥漫，本无形质，最忌以重浊滋腻之药治之，愈治愈坏。其有热感肺胃营分者，咽喉阻膈而痛，银翘、马勃、牛蒡、射干。湿郁气分者为呃，宣痹法，用射干、枇杷叶、郁金、香豉。喘促者，苇茎加杏仁、滑石，此皆上焦之变症治法也。中焦之病，略同于暑病，不饥，不食，不便，由浊痰凝聚而结痞[1]，宜半、枳开气分之湿结，芩、连开气分之热结，杏仁开肺与[2]大肠之痹。若其蔓延三焦，舌滑微黄者，邪在气分，仍以手太阴一经为要领。盖肺与大肠一家，气化则暑湿俱化，肺能通调水道，下达膀胱。肺痹开则膀胱亦开。治肺而胃与膀胱皆在治中，此三石汤[3]，微苦辛寒，用滑石、寒水石、石膏、杏、草宣气分之用，用竹茹通络，金汁、银花败暑中[4]之热毒，而兼芳香之治也。若邪气久留，舌绛苔少，热捭血分，用苦辛寒法，清宫汤加知母、银花、竹沥，以治血分，此暑病延及[5]三焦，气血分治之法也。湿温化火，亦宜照此用之。若夫伏暑，舌白、胸痞、自利、呕恶，湿之见症也；潮热、烦

[注释]

[1]凝聚而结痞：《三三医书》作"凝窍而痞"，误。今据抄本改。

[2]与：《三三医书》无此字，今据抄本补。

[3]三石汤：出自《温病条辨》方剂，由滑石　生石膏　寒水石　杏仁　竹茹　银花　金汁　白通草组成。

[4]中：《三三医书》无此字，今据抄本补。

[5]及：《三三医书》无此字，今据抄本补。

渴、汗出、溺短，热之见症也。热处湿中，湿蕴生热，湿热交混，非偏寒偏热可治，故[1]以杏仁、滑石、通草，宣肺、膀胱之湿，厚朴苦温散[2]湿满，芩、连清里，止湿热之痢[3]，郁金芳香，走窍而开闭结，橘、半化痰止呕，三焦之邪，皆得分解，此湿温并治之方也。若病至下焦，湿邪深入厥阴肝、少阴肾，与暑温同法。若阴分大虚，则与温[4]热下焦病者同法。此外若正气误伤于药，邪气窃踞于中，锢结不解，攻补难施，须旋转清浊之法，则来复丹复阳于下，寒热相配，阴阳互济，有扶危拯逆之功。阴液与元气俱伤者，可用三才兼补其阳；若饮留胁下者，旋覆、香附[5]、苏子、杏仁、茯苓、苡仁[6]、二陈，甚则控涎丹，此皆湿温与温热不同处，亦即斡旋之法也。而奈何今人混称瘅疟也，不知此症与阴气先虚、阳气独发之旨，迥不相侔，谨明辨之，以俟有识者裁焉。

又有一种膏粱嗜酒体肥之人，时值春末夏秋，触染温邪，与湿相抟，亦属湿温。王旭高评。

[注释]

[1]故：《三三医书》无此字，今据抄本补。

[2]散：《三三医书》作"泻"，误。今据抄本改。

[3]痢：《三三医书》作"利"，误。今据抄本改。

[4]温：《三三医书》作"湿"，误。今据抄本改。

[5]香附：《三三医书》无此药，今据抄本补。

[6]杏仁、茯苓、苡仁：《三三医书》无此三味药，今据抄本补。

湿病

问：湿之体质何物？能详言欤？仲景论湿十数条，多用温药，岂湿之体本寒欤？抑别有湿热之见症欤？湿之在人，有中有伤，有外感曰风湿，有直中曰湿痹，有内生曰痰湿，能条分缕晰其所以然欤？湿在上焦，伤肺之见证若何？应何治法？湿在中焦，伤胃阴之见证若何？伤胃阳之见证若何？伤脾阴之见证若何？伤脾阳之见证若何[1]？湿在下焦，伤肝肾之见证若何？宜各详治法，而试明辨之[2]。

尝读《易》曰：水流湿，湿之体质，水也。在天之阳时为雨露，阴时为霜雪，在山为泉，在川为水。包含于土中者为湿。在人则与肺脾胃肝肾合，以人与天地，异出同源。土为杂气，水为天一所生，无处不合者也。今人竞恶湿之病人，而不知人为倮虫之长，倮者土也，亦藉湿以为生长者也。故喻氏有瘦人以湿为宝之论，非探本者不能言。仲景论湿十余条，其出方有四：桂枝附子汤[3]、桂枝白术汤[4]、麻黄加术汤[5]、甘草附子汤[6]。大都夹风之病多，其所谓风，则冷风也，故多用温法。其湿痹一症，留于关节者，以利小便为主，隐然[7]五苓在于言

[注释]

[1]此句后，《三三医书》有"宜各详治法"，误。今据抄本删除。

[2]宜各详治法，而明辨之：《三三医书》作"宜详治法，试明辨之"，误。今据抄本改。

[3]桂枝附子汤：出自《伤寒论》方剂，由桂枝 附子 生姜 炙甘草 大枣组成。

[4]桂枝白术汤：出自《伤寒论》方剂，由桂枝 白术 芍药 生姜 炙甘草 大枣组成。

[5]麻黄加术汤：出自《金匮要略》方剂，由麻黄 桂枝 杏仁 炙甘草 白术组成。《三三医书》作"麻黄白术汤"，误。今据抄本改。

[6]甘草附子汤：由炙甘草 附子 生姜 大枣组成。

[7]然：《三三医书》作"非"，误。今据抄本改。

下。其身色如熏黄者，属湿热蒸郁[1]，隐然[2]麻黄连翘赤小豆汤[3]，甚则栀子柏皮汤[4]、茵陈蒿汤在言下，其丹田有寒、胸中有热、渴欲得饮而不能饮[5]一症，有生姜泻心汤[6]、黄连汤[7]意在言下，斯三者，皆湿热也。读仲景书，可不明辨乎。或问中湿、风湿、伤湿之别，张石顽[8]曰：山泽阴雨熏蒸之气，其[9]人气虚而冒袭者，曰中湿，脾肾受病也。其见证或身痛，或身色如熏黄，脉缓，治之以燥胜湿，兼利小便。汗出当风、湿郁腠理，名曰风湿，此膀胱与胃受湿也。其症恶风不欲去衣，支节痛，脉浮涩，治之以风胜湿，兼取微汗。若水谷内蕴，肺虚不能化气，脾虚不能散津，或形[10]寒饮冷，或酒客中虚，内外相合，客邪既从表入，伏邪又从内发，名曰伤湿[11]，此脾胃受湿也。其症或痞满，或呕吐、腹胀、便泄，治之以和脾胃。此外

[注释]

[1]属湿热蒸郁：《三三医书》作"属热"，误。今据抄本改。

[2]然：《三三医书》作"非"，误。今据抄本改。

[3]麻黄连翘赤小豆汤：《三三医书》作"麻黄赤小豆汤"，误。今据抄本改。

　麻黄连翘赤小豆汤出自《伤寒论》方剂，由麻黄　连翘　杏仁　赤小豆　梓白皮　甘草　生姜　大枣组成。

[4]栀子柏皮汤：出自《伤寒论》方剂，由栀子　黄柏　炙甘草组成。

[5]渴欲得饮而不能：《三三医书》作"渴欲得水"，误。今据抄本改。

[6]生姜泻心汤：《三三医书》作"泻心汤"，误。今据抄本改。生姜泻心汤出自《伤寒论》方剂，由生姜　半夏　黄芩　黄连　人参　干姜(减量)　炙甘草　大枣组成。

[7]黄连汤：出自《伤寒论》方剂，由半夏　黄连　桂枝　人参　干姜　炙甘草　大枣组成。

[8]张石顽：张璐(1617—1700)，字路玉，号石顽，江苏吴县人。清代医学家，著作颇多，撰《伤寒缵论》《伤寒绪论》《本经逢源》《诊宗三昧》《张氏医通》等。

[9]其：《三三医书》无此字，今据抄本补。

[10]形：《三三医书》作"饮"，误。今据抄本改。

[11]名曰伤湿：《三三医书》无此四字，今据抄本补。

治湿之法，在上焦犯肺者，气不得化，水反克火，肺病心亦病，救上焦者以开肺气，救心阳为主。《金匮》太阳中暍，身热疼痛、脉微弱，此夏月伤冷水，水行皮中所致，用瓜蒂吐之，此湿郁于肺之一证也。又寒湿伤阳、形寒脉缓、舌淡白滑、不渴[1]、不咳、经络拘束，桂术姜附汤，此亦湿郁于肺之一证也。皆属上焦。中焦之病，土最恶湿，治法不外开沟渠、运中阳、崇刚土、作堤防。若伤胃阴，则口渴不饥、潮热、得食则烦渴愈加[2]。复胃阴者，莫若酸甘化阴，用麦冬、麻仁、白芍、首乌、乌梅、知母。伤胃阳者，呕吐不食、膈胀、胸痛、渴不欲饮、味变酸浊，加减人参泻心汤[3]。湿伤脾阳，在中则不运，痞满，以茯苓[4]培阳土，以吸阴土之湿，厚朴苦温泻湿满，连以渗湿，通草利水。若木来克土者，腹胀、溺涩、便溏似滞，四苓加厚朴、陈皮[5]。湿困脾阳，甚者肢冷、苔灰、自利、舌謇、神昏，四苓加木瓜、草果、厚朴。若中焦痞滞者，草果茵陈汤，甚则面黄肢冷阳虚者，茵陈四逆同服。若舌灰滑[6]、脉迟、不食、不[7]寐者，浊凝腹痛，甚则肢遂[8]，椒附白通汤[9]，皆所以治脾阳也。若脾阴为

[注释]

[1]不渴：《三三医书》无此二字，今据抄本补。

[2]得食则烦渴愈加：《三三医书》作"得食烦加"，误。今据抄本改。

[3]加减人参泻心汤：出自《温病条辨》方剂，由人参 黄连 枳壳 干姜 生姜 牡蛎组成。

[4]茯苓：《三三医书》作"茯半"，误。今据抄本改。

[5]陈皮：《三三医书》作"秦皮"，误。今据抄本改。

[6]滑：《三三医书》无此字，今据抄本补。

[7]不：《三三医书》无此字，今据抄本补。

[8]浊凝腹痛，甚则肢遂：《三三医书》无此句，今据抄本补。

[9]椒附白通汤：出自《温病条辨》方剂，由生附子 川椒 干姜 葱白 猪胆汁组成。

湿伤者,舌先灰滑,后反黄[1]燥、大便坚结,治以连、芩、白芍、枳实、半夏。已上皆所以治中焦之湿也。若湿伤于下,邪水旺一分,正水亏一分。若跗踵者,治以鹿附汤[2]升督脉之阳,佐以菟丝。加[3]一味草果,以化[4]太阴独胜之寒,以醒脾阳。俾地气上蒸,则[5]白苔可除。若脾败而及肾者安肾丸[6],以鹿茸补督脉,附、韭补真阳,芩、术渗湿,所谓釜底增薪法也。又有痿弱不振、肢体麻痹、便血者,芩姜术附汤[7]及古方黄土汤[8]。夫肾之真水,生于一阳,治少阴之湿,一以护肾阳,使火能生土以化湿;一以泄膀胱之积水,从下治,亦所以安肾中真阳也;一以升脾阳,从上治,亦所以使水不没真阳也,此治少阴之湿也。若湿太过,水能淹[9]木,则[10]木无生气,自失其疏泄之任。又当[11]治厥阴之湿,复其风木之本性,便能疏泄,此治厥阴法也。皆下焦之治[12]法也。

31

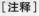

[注释]

[1]黄:《三三医书》作"苔",误。今据抄本改。

[2]鹿附汤:出自《温病条辨》方剂,由鹿茸 附子 草果 菟丝子 茯苓组成。

[3]加:《三三医书》作"独",误。今据抄本改。

[4]以化:《三三医书》作"清",误。今据抄本改。

[5]则:《三三医书》无此字,今据抄本补。

[6]安肾丸:出自《太平惠民和剂局方》方剂,由肉桂 川乌 桃仁 白蒺藜 巴戟山药 茯苓 肉苁蓉 石斛 草薢 白术 破故纸组成。

[7]芩姜术附汤:出自《温病条辨》方剂,由茯苓 生姜 炒白术 桂枝组成。

[8]黄土汤:出自《金匮要略》方剂,由灶心黄土 黄芩 白术 附子 甘草 炮附子 干地黄 阿胶组成。

[9]淹:《三三医书》作"泛",误。今据抄本改。

[10]则:《三三医书》无此字,今据抄本补。

[11]又当:《三三医书》无此二字,今据抄本补。

[12]之治:《三三医书》无此二字,今据抄本补。

燥病

问：《周易[1]》："水流湿，火就燥"二句之义，能畅言欤？《内经》："少秋伤于燥"一句，后人遂疑燥不为病，得毋误欤？夫寒热燥湿，皆有胜气、复气，燥病之[2]胜复二气，能分别欤？喻西昌转"补秋伤于燥"二句有所本欤？自立清燥救肺法，其用当在秋之何节欤？以此治燥，法果该备欤？燥症之见于三焦者？何证分治者何方？能详言欤？燥病之变症，能类举一二欤？《素问》有"燥极而泽"能言其理[3]欤？宋元明书，罕言及燥，今人尤混，当细剖之。

圣人于乾之九五，示人以后天太极之象，此一节当连读、急读，言下俨然有一活太极在目前。若分读则无意味，缓读则失神理。"水流湿"二句有三义：既是水则自然流湿，既是火则自然就燥，一义也；水之流湿，已有就燥之机，火之就燥，已有流湿之机，又一义也；水不能流湿，有火为之宰而湿乃流，火不能就燥，因水为之烁而燥乃就，又一义也。医家能明此[4]二句急读之故，中藏三义之说。治湿当常目在燥，治燥当常目在湿。余曾于疮恙验之，东南风起则滋水淋漓，顷之风转西北，干枯燥痒，此其证也。《内经》少秋燥一句，后人疑燥不为病，固属诞妄，而知论燥者如戴人[5]云："休治风兮休治燥，治得

[注释]

[1]周易：《三三医书》作"大易"，误。今据抄本改。

[2]之：《三三医书》无此字，今据抄本补。

[3]理：《三三医书》作"故"，误。今据抄本改。

[4]能明此：《三三医书》作"明乎此"，误。今据抄本改。

[5]戴人：戴天章，字麟郊，江苏江宁人。清代温病学家，著《广温疫论》，对温病发展有最影响。

火时风燥了。"亦仅知以润药治燥,以清药治火,是治燥之复气,而非治[1]燥之胜气也。复气云何?大抵五行之理,"克之太过,其子必为母复仇",如冬伤于寒,其胜气是寒,寒胜则热[2],用麻、桂、姜、附,治寒之胜气也。寒水克[3]火,克之太过,则火之子为母复仇,白虎、承气治胃土,即治[4]寒之复气也。燥气亦然,燥属金,金属阴属寒,金能克木,克之太过,木之子火也,为母复仇而化火,故治燥之胜气属寒,治燥之复气属火。喻西昌"补秋伤于燥,冬生咳嗽"二句,本《生气通天论》[5]曰:"秋伤于燥,上逆而咳,发为痿厥"数语,其自立清燥救肺汤,甘寒润液,治诸气膹郁。诸痿喘呕之因于燥者,亦以治燥之复气,而非治燥之胜气也。大抵秋分以前,属长夏伤湿之余气为病;秋分以后,小雪以前,属阳明燥气为病。《内经》曰:"阳明之胜,清发于中,左胠胁痛溏泄,内为嗌塞,外发癫疝,大凉肃杀,华英改容,毛虫乃殃,胸中不便,嗌塞而咳。"据此经文,燥令必有凉气感人,肝木受邪而为燥也。《性理大全》[6]谓:"燥属次寒。"知燥病属寒,与伤寒同类。经以寒淫所胜,治以甘热。此则燥淫所胜,治以苦温,用苦温辛温解表,与冬令麻、桂、姜、附虽不同,和中攻里则一,故不立方。且如夏暑熏蒸,肌肉潮润,冬寒肃杀,干槁燥冽,深秋气凉,肺金应之,肌肤亦燥,火令无权。奈何诸贤皆谓属火,大相迳庭也。知此,则喻氏

[注释]

[1]治:《三三医书》无此字,今据抄本补。

[2]寒胜则热:《三三医书》作"胜热",误。今据抄本改。

[3]克:《三三医书》作"剥",误。今据抄本改。

[4]治:《三三医书》无此字,今据抄本补。

[5]生气通天论:系《黄帝内经素问》第三篇。

[6]性理大全:明代学者胡广著,是集宋代理学之大成,共二十五卷。

此法,但可治复气之燥,而不可谓该备也。欲求该备,先论上焦,燥[1]胜气为病。初感必在肺卫,清气分者桑杏汤(辛凉法)[2],用桑、杏、象贝、香豉以化其表,用沙参、梨皮、栀子以清其本,咳者桑菊饮(救肺卫之轻剂)[3]。如燥伤肺卫阴分,或热或咳者[4]沙参麦冬汤主之[5],燥气化火[6],清窍不利,用翘荷汤[7]、薄荷、桔梗、黑栀、连翘[8]、绿豆衣、牛蒡[9]、甘[10]草。所谓火郁发之也[11],如初恶[12]寒咳嗽痰稀,鼻塞无汗,此诚燥之正病也,用杏苏散治之,皆治上焦法也。中焦之病,金能克木,木病与金病同见,胸胁作痛,甚则疝瘕痛,以柴胡达少阳之气,即所以达肝木之气,合桂枝而外出太阳,加吴萸、川楝、茴香、木香[13],苦温通降。若病在阳明,里实而坚者,有二法,脉仍短涩兼紧、面青,此未从热化也,用苦温下之,如《金

[注释]

[1]燥:《三三医书》作"胜",误。今据抄本改。

[2]辛凉法:《三三医书》无此三字,今据抄本补。

[3]救肺卫之轻剂:《三三医书》无此句,今据抄本补。

[4]或热或咳者:《三三医书》无此句,今据抄本补。

[5]沙参麦冬汤主之:《三三医书》无"主之"二字,今据抄本补。沙参麦冬汤出自《温病条辨》方剂,由沙参 麦冬 玉竹 冬桑叶 生扁豆 天花粉 生甘草组成。

[6]燥气化火:《三三医书》作"用甘草、玉竹、桑叶、扁豆",误。今据抄本改。

[7]翘荷汤:《三三医书》无此方名,今据抄本补。翘荷汤出自《温病条辨》方剂,由薄荷 连翘 黑栀皮 桔梗 绿豆衣 生甘草组成。

[8]连翘:《三三医书》无此药,今据抄本补。

[9]牛蒡:今查《温病条辨》翘荷汤组成中无牛蒡,系作者误记。

[10]甘草:《三三医书》作"枯草",误。今据抄本改,应为生甘草。

[11]也:《三三医书》无此字,今据抄本补。

[12]恶:《三三医书》无此字,今据抄本补。

[13]木香:《三三医书》无此药,今据抄本补。

匮》大黄附子细辛汤[1]，及天台乌药散[2]（乌药、木香、小茴、良姜、青皮、川楝子、槟榔[3]）加巴霜之类。如脉已数而坚、面赤、舌黄，参之他证，皆见火象，此已从热化也，用苦寒下之，如三承气之类，轻用硝黄亦可。病在下焦，燥气结于血分而成瘕者，无论男女，皆当以化瘕回生丹[4]主之，《经》又曰："燥淫所胜，男子癞疝，女子少腹痛"，故燥症中下焦病，瘕疝为多，所谓燥之变症也，亦自然之病也。然则变症其尽于此乎?未也，中燥之极，重者如霍乱、寒疫。盖风火暑为阳邪，与秽浊相参，则为瘟疫；湿燥寒为阴邪，与秽浊相参，则为寒疫。其证肢麻、转筋、逆冷、吐泻，甚至反恶热、大渴凉饮。《经》谓："雾伤于上，湿伤于下。"此症乃燥金寒湿之气，直犯筋络，由大络、别络内伤三阴藏真，所以转筋入腹，即死；吐泻者，阴阳逆乱也；诸痛者，燥金湿土之气所抟也；渴思凉饮者，仲景谓自利而渴者属少阴虚，故饮水自救也；阴邪上逼，阳不能降，所谓戴阳也；喜凉恶热者，阴[5]邪内踞，阳气无附，欲外散也；阴病见阳症，水极似火也。辨此症者，以当脐痛甚拒按者为真阴症，治之之法，以附、桂、椒、姜、草果、吴萸、良姜驱其内走之

［注释］

[1]大黄附子细辛汤:出自《金匮要略》方剂，又名大黄附子汤，由大黄 附子细辛组成。

[2]天台乌药散:出自《医学发明》方剂，由天台乌药 木香 小茴香 青皮 高良姜 槟榔 川楝子 巴豆组成。

[3]乌药、木香、小茴、良姜、青皮、川楝子、槟榔:《三三医书》无此七味药名，今据抄本补。

[4]化瘕回生丹:方出《温病条辨》方剂，由人参 安南桂 两头兴 麝香 片子姜黄 公丁香 川椒炭 蛀虫 京三棱 蒲黄炭 藏红花 苏木 桃仁 苏子霜 五灵脂 降真香 干漆 当归尾 没药 白芍 杏仁 香附米 吴茱萸 延胡索 水蛭 阿魏 小茴香炭 川芎 乳香 良姜 艾炭 益母膏 熟地黄 鳖甲胶 大黄组成。

[5]阴:《三三医书》作"饮"，误。今据抄本改。

寒，保住阳气，乌木、降香、雄黄、薤白、丁、茴等芳香祛[1]秽，用细辛、石菖等以开其道，一面由真脏而别络大络，外出筋经，以达皮毛，一面由脏络而[2]腑络，以通六腑，外达九窍，俾秽浊阴邪，一齐立解，所谓'离照当空，群阴退避"，今人以谓痧症，谬[3]矣。若夫燥极而泽一语，以水为金子、土为金母故也，其病多见于寒湿伏暑门中，如腹痛呕吐之类，故[4]苦温治燥之正法也。学者宜知湿有兼热、兼寒，暑有兼风、兼燥，燥有热化、寒化，先将燥湿分开，再将寒热细细辨之，庶几胸有准的，而手下丝丝入扣矣[5]。

医学问对

36

[注释]

[1]祛：《三三医书》作"去"，误。今据抄本改。

[2]而：《三三医书》无此字，今据抄本补。

[3]谬：《三三医书》作"廖"，误。今据抄本改。

[4]故：《三三医书》作"均"，误。今据抄本改。

[5]矣：《三三医书》作"乎"，误。今据抄本改。

疟疾

问：疟疾之因，何由而发？疟疾之理，何书最详，能细述
欤?历来论疟，何家最精？何方最妙，能缕述欤?温疟、瘅疟，古
方甚著，何以不验欤?痎疟、夜疟，其说甚多，能辨其故欤?疟
在少阳一经，其轻重深浅，亦分上中下三焦脏腑论治，能分剖
而明辨欤?外感有风寒暑湿，内伤有痰食瘀阻、有汗无汗、新
久虚实，能条分缕晰欤?疟母、疟劳，能详病因治法欤?其逐层
条对毋忽。

疟之因，由于夏暑，疟之理详于《内经》。《经》曰："阴阳上
下交争，虚实更作，阳并于阴，则阴实而阳虚，阳明虚则寒栗、
鼓颔，巨阳虚，则腰[1]背头项痛，三阳俱虚，则阴胜[2]骨寒而
痛，寒生于内，故中外皆寒，阴气逆极，则复出之阳，阳与阴复
并于外，则阴虚而阳实，阳盛则外热，阴虚则内热，故渴而欲
饮水也，此皆得之夏，伤于暑。热气藏于肌肤之内，肠胃之外，
营气之所舍也，此令人汗孔疏腠理开[3]，因得秋气，汗出当[4]
风，及得之于浴水，遂闭汗孔，暑毒无从发泄，故水[5]气舍于
皮肤之内，与卫气并居。卫气者，盖昼[6]日行于阳，夜行于阴，
此气得阳而外出，得阴而内薄，内外相薄，是以日作。其间日

[注释]

[1]腰:《三三医书》作"腹"，误。今据抄本改。

[2]胜:《三三医书》作"虚"，误。今据抄本改。

[3]腠理开:《三三医书》无此三字，今据抄本补。

[4]当:《三三医书》作"遇"，误。今据抄本改。

[5]水:《三三医书》无此字，今据抄本补。

[6]昼:《三三医书》无此字，今据抄本补。

作者，由气之舍深，内薄于阴，其道远，其气深，其行迟，不能与卫气俱行，不得皆出，故间日而作也。"读以上经文，疟疾之因[1]，明朗如月，后人著作，不易[2]斯言矣（以上疟因）。惜无治法，不得不求之后贤，而后贤亦有精当之论，可与经文并行者，朱丹溪曰："无痰不成疟。疟由暑邪舍于营卫，腠理不密，复遇风寒，郁闭汗孔，郁汗成痰，寒热相搏，故为疟。其治法，无汗者要有汗，散邪为主，兼补正气；有汗者要无汗，扶正为主，兼散邪气。"按丹溪补出痰字，所以易于缠绵。有汗无汗，最当明辨于后，秦元宫[3]曰："少阳胆为震，为乾之长子，诸阳所从，邪欲入阴而拒之，遂积于经，随气行少阳而与邪争，二阳三阳并而入内为援。由是外无阳而战栗，顷之，阳从外出则大热，胜复之道也。间日一发者，战后两衰不能争，休息而更战也。"按：此条可作经注。又曰："四序五行皆顺生，惟夏交秋为火克金，虽有坤土间之，热极忽凉，火未退而金受制。庚日为伏，是火未退而金潜伏也。立秋后金令当权，而木藉子之势，不肯受制，于是金木相战，《易》曰：'战乎乾是也。'疟病者，金木相战也。脉弦，木强之征也。然必有外邪交构而祸作。暑邪甚者党木，寒邪甚者党金。始则金先犯木，木火退而身寒，继则木出相争而大热，此其常也。木火强者，木先犯金，先热后寒，变也。但热不寒者为[4]瘅疟，木火太旺，肺金束手无权，不得不用石膏、知母，以泻其子，治法以助金为正理，以讲和为善术，柴胡疏肝，黄芩助肺金，甘草调和，半夏驱邪，而用[5]

[注释]

[1]疟疾之因：《三三医书》无此句，今据抄本补。

[2]易：《三三医书》作"昌"，误。今据抄本改。

[3]秦元宫：疑为秦望，字元功，江苏无锡人。晚清医家，撰《医源》，已亡佚。

[4]为：《三三医书》无此字，今据抄本补。

[5]而用：《三三医书》作"而阴用"，误。今据抄本改。

人参、生姜补肺金为佐，但[1]，使相和而后[2]止，甚则膏、知以助金，归、桂以和肝。若虚人胃呕吐不堪，用人参一两[3]、姜皮六钱[4]专补肺金，使木不敢交锋，大兵压胜法也。露一宿者，亦[5]藉秋气之助金也。"按：此条精当奇确，在诸家之上，能清其源[6]（以上论[7]诸家）。薛一瓢[8]曰："疟邪皆得自夏秋，浴水凄风，俞穴留邪，与卫气相遇乃作。"《内经》温疟论谓："冬寒藏于少阴，大暑用力而发"，皆纸上空谈，仲景之桂枝白虎，用之不见其撤热之功，反见营热烦躁之害，石膏徒足郁邪，桂枝反热其营，故不中病情。余制一方，治温疟、瘅疟颇效，名"清疟饮"[9]，用青蒿三钱、炒蜀漆钱半、知母三钱、花粉五钱、淡芩三钱、鳖甲二两、丹皮三钱。取蜀漆苦辛，引达疟邪，知、芩、花粉，苦甘寒[10]，清肺胃之热，鳖甲、丹皮、辛咸、清营[11]，以破肝血，其症自愈，然不能速，治不可急，急则生变。"按：此条则[12]知今日但热不寒之瘅疟，与古人方论不合，当另出心裁（温疟、瘅疟）。三日一发为痎疟，以气虚不能抵受暑邪，邪

[注释]

[1]佐，但：《三三医书》作"佐袒"，误。今据抄本改。

[2]后：《三三医书》无此字，今据抄本补。

[3]一两：《三三医书》无剂量，今据抄本补。

[4]六钱：《三三医书》无剂量，今据抄本补。

[5]亦：《三三医书》无此字，今据抄本补。

[6]源：《三三医书》作"界"，误。今据抄本改。

[7]论：《三三医书》作"语"，误。今据抄本改。

[8]薛一瓢：薛雪，号一瓢，见前注。《三三医书》作"薛一飘"，误。今据抄本改。

[9]清疟饮：系作者高上池自创经验方，《三三医书》无药物剂量，今据抄本补。

[10]甘寒：《三三医书》作"盐"，误。今据抄本改。

[11]营：《三三医书》作"盐"，误。今据抄本改。

[12]则：《三三医书》无此字，今据抄本补。

气深陷故也。先哲皆以大补元气为主，立斋[1]用参、术各一两[2]，煨姜二两[3]，顿服即止，丹溪用大剂补中益气加煨姜，亦妙。其有不效者，因暑邪未清，先宜清暑益气汤[4]，驱散暑邪，补养正气，再用温补。其病在脾肝肾，方详下焦疟中（痎疟）。夜疟者，诸书皆作阴分受邪，惟汪石山[5]谓："阳虚陷入，当用助气药，加血药引入阴分，如四君加羌、防、柴、桂升接三阳，芎、归、桃仁引入阴分，以出还阳分。"按：此条论夜疟，宜[6]分晰。三四发后，渐入阴分者，从阳虚陷入，宜上法；若初起即发于夜，是阴分受邪，宜柴桂桃仁汤[7]直搜血分之邪[8]。薛氏清疟饮、追疟饮亦治热入营中之疟（夜疟）。上焦之疟，舌白渴饮、咳嗽频仍、寒从背起，名曰肺疟，最忌小柴胡，以肺去半表半里甚远，不得引邪深入，用杏、蔻、翘、桑、芩、滑，轻宣肺气，毋[9]使邪聚则愈（肺疟）。昏狂谵语、烦渴者，曰心疟，加减银翘汤，甚则牛黄丸、紫雪丹（心疟）。中焦之疟，变化最多，大约不外胃热、脾湿两种。湿疟见疮，苍术、白虎加草果，此胃热也。胸中痞结，邪渐入阴，草果、知母、半、朴、芩、粉、姜、梅汤，

[注释]

[1]立斋：薛己（1486—1558），字新甫，号立斋，江苏苏州人。明代医家，任御医、太医院使。著作较多，均收入《薛氏医案二十四种》。

[2]各一两：《三三医书》无剂量，今据抄本补。

[3]二两：《三三医书》无剂量，今据抄本补。

[4]清暑益气汤：出自《温热经纬》方剂，由西洋参 石斛 麦冬 黄连 竹叶 荷梗 知母 西瓜翠衣 甘草 粳米组成。

[5]汪石山：汪机，字省之，号石山，安徽祁门人。明代医家，撰《石山医案》《医学原理》《读素问钞》《脉诀刊误》《外科理例》《针灸问答》等。

[6]宜：《三三医书》作"宜与"，误。今据抄本改。

[7]柴桂桃仁汤：《三三医书》作"桂枝桃仁汤"，误。今据抄本改。

[8]直搜血分之邪：《三三医书》作"直散血中之邪"，误。今据抄本改。

[9]毋：《三三医书》作"无"，误。今据抄本改。

此脾湿也。惟草果能治太阴独胜之寒，能升邪气[1]使出；朴、半助之；知母能泻阳明独胜之热，花粉佐之；姜、半开痞，梅、芩清热和肝，此从清脾达原两方化裁而出，实疟门之主方，用之善于剪裁可也。伤胃阴者，味变酸浊，加减泻心[2]；液[3]不复者，麦冬、麻仁、白芍、首乌、乌梅、知母（胃疟）。脾疟多呕，热聚心胸，芩、连、枳、芍、姜、半；燥甚者，牛黄丸[4]；脉濡腹满肢冷，露姜饮[5]；呕吐噫气，腹鸣溏泄，参、姜、草果、青皮、陈、半；久不止者气虚，补中益气；偏热重者，青蒿鳖甲饮；伤寒如少阳者[6]，小柴胡，热多加花粉，寒多加干姜；舌白、脘闷、肢冷、渴喜热饮，湿蕴之故，厚朴草果汤[7]（脾疟）。下焦之疟，皆三阴痃疟。在太阴脾者，腹胀、不渴、呕水，温脾汤[8]，草果、桂、朴、苓、漆、生姜；在少阴肾者，形寒、嗜卧、舌淡、脉微，扶阳汤[9]，鹿茸、参、附、归、桂、漆；在厥阴者，痃结、气逆、欲呕，

41

[注释]

[1]气：《三三医书》无此字，误。今据抄本补。

[2]泻心：《三三医书》作"泻心汤"，误。今据抄本改。

[3]液：《三三医书》无此字，今据抄本补。

[4]牛黄丸：牛黄丸之方颇多，此指《温病条辨》的安宫牛黄丸，组成见前注。

[5]露姜饮：出自《温病条辨》方剂，由人参 生姜煮成一杯，露一宿，再温服。原方出自《叶氏医案》，但无方名，《温病条辨》赋其方名。

[6]伤寒如少阳者：《三三医书》作"少阳如伤寒者"，误。今据抄本改。

[7]厚朴草果汤：出自《温病条辨》方剂，源于《叶氏医案》，由厚朴 杏仁 草果 半夏 茯苓 广皮组成。

[8]温脾汤：出自《温病条辨》方剂，源于《叶氏医案》，由草果 桂枝 厚朴 茯苓 蜀漆 生姜组成。本书此处温脾汤不是《备急千金要方》的温脾汤。

[9]扶阳汤：出自《温病条辨》方剂，源于《叶氏医案》，由鹿茸 人参 熟附子 当归 桂枝 蜀漆组成。

减味乌梅丸[1],术、附、参、橘、归[2]。此皆下焦法也(三阴疟[3])。风疟者[4],恶风、自汗、脉浮,桂枝羌活汤(羌、桂、防、草);无汗加麻黄,呕加陈半(风疟)。寒疟者[5],恶寒、无汗、脉紧,麻黄羌活汤(即前方加麻黄)(寒疟)[6]。暑疟者[7],面垢、口渴、热退亦常自汗,白虎汤(暑疟)。湿疟者[8],小便不利、骨节重痛而烦、胀满、自汗,渗湿汤[9]加柴、芩,或胃苓汤[10]加黄芩(湿疟)。痰疟者[11],痰涎潮壅,二陈[12]加常山、枳实、柴、芩(痰疟)。食疟者[13],恶食、吞酸、嗳气、膈中不宽,平胃散[14]加砂仁、草果、神曲、青皮(食疟)。瘀阻者[15],即阴分夜疟之一种,桂枝桃仁汤[16](瘀疟[17])。久疟无汗,属气虚,宜抚元气,不宜发[18]散,虽属有汗,仍身疼怕风,此汗未彻,仍须汗之。初发多汗,当清暑疏风;无汗寒多,风寒未散,烦热多汗,暑热未清,气虚者,人参养营汤[19];血虚者,何首乌散[20](有汗、无汗、新久、虚实)。诸疟[21],疟邪日久不散,私结营垒于肝木之部,名曰疟母,宜鳖甲煎丸[22]。常在左胁结癖,其延久气血衰而寒热时作者,为[23]疟劳,仍当从阴阳偏处调补(疟母、疟劳)[24]。

[注释]

[1]减味乌梅丸:出自《温病条辨》方剂,源于《叶氏医案》,由半夏 黄连 干姜 吴萸 茯苓 桂枝 白芍 川椒 乌梅组成。

[2]术、附、参、橘、归:校注者注,此五味药非为减味乌梅丸方,原作者误记。

[3]三阴疟:《三三医书》作"以上三焦",误。今据抄本改。

[4]者:《三三医书》无此字,今据抄本补。

[5]者:《三三医书》无此字,今据抄本补。

[6](寒疟):《三三医书》无此病名,今据抄本补。

[7]者:《三三医书》无此字,今据抄本补。

[8]者:《三三医书》无此字,今据抄本补。

[9]渗湿汤:出自《太平惠民和剂局方》方剂,由苍术 白术 茯苓 干姜 橘红 丁香 炙甘草组成。

[10]胃苓汤:出自《妇人大全良方》方剂,由平胃散合五苓散加生姜 大枣组成。

[11]者:《三三医书》无此字,今据抄本补。

[12]二陈:即二陈汤,出自《太平惠民和剂局方》方剂,由半夏 陈皮 茯苓 炙甘草组成。

[13]者:《三三医书》无此字,今据抄本补。

[14]平胃散:出自《简要济众方》方剂,由苍术 厚朴 陈皮 甘草组成。

[15]者:《三三医书》无此字,今据抄本补。

[16]桂枝桃仁汤:出自《鸡峰普济方》方剂,由桂枝 赤芍 生地黄 桃仁 甘草组成。

[17]瘵疟:《三三医书》作"瘵阻",误。今据抄本改。

[18]发:《三三医书》无此字,今据抄本补。

[19]人参养营汤:《三三医书》在此前有"参术苓芪"四字,抄本无,故删。人参养营汤出自《太平惠民和剂局方》方剂,由人参 白术 白芍 黄芪 当归 茯苓 熟地黄 甘草 陈皮 桂心 远志 五味子 生姜 大枣组成。

[20]何首乌散:出自《太平惠民和剂局方》方剂,由何首乌 羌活 威灵仙 当归 羚羊角屑 防风 赤箭 附子 桂心 赤芍 川芎 牛膝组成。

[21]诸疟:《三三医书》无此二字,今据抄本补。

[22]鳖甲煎丸:出自《金匮要略》方剂,由鳖甲 射干 黄芩 鼠妇 干姜 大黄 桂枝 石苇 厚朴 瞿麦 紫葳 阿胶 柴胡 蜣螂 芍药 牡丹皮 䗪虫 蜂窠 赤硝 桃仁 人参 半夏 葶苈组成。

[23]为:《三三医书》无此字,今据抄本补。

[24](疟母、疟劳):《三三医书》无此二病名,今据抄本补。

痢疾

问：滞下之病，古称肠澼，后世名痢。痢字作顺利解，今以涩滞名痢者何居？其所以涩滞者何故？赤色者何故？色白者何故？赤白相兼见者何故？色黑者何故？色青者何故？纯血者何故？如浓血稀薄者何故？如豆汁者何故？如屋漏水者何故？自古论痢诸名家，其精当可道者，能详述乎？诸家皆谓湿火，景岳、石顽独有寒冷一种，其故安在？厌食者曰噤口痢，时发者曰休息痢，当详所因所治，孕妇尤难，皆宜辨。

《经》曰："饮食不节，起居不时，阴受之则入五脏，填满闭塞，下为飧泄，久为肠澼。"言"脏气久滞，不能运行津液，移于二肠而为澼积崩迫，阴气受伤所致也。"审是则[1]痢疾，古名肠澼，今以痢名，传述之谬也。欲知其所以滞下，所以五色，当求之诸名家。李东垣曰："饮食起居不时，损其胃气，则上升清阳之气，反下降为飧泄，久则太阴传[2]少阴为肠澼，寒冷伤中而胀者，为飧泄，宜温热消导。湿热伤中下浓血，宜苦寒疏利。风邪下陷，宜升举。湿热内盛，宜分利，里急者宜下，后重者宜调，洞泄肠鸣脉细者，温收之，稠黏涩滞脉有力者，寒下之。"按：此条注经[3]而后统论痢病，最为[4]明晰。朱丹溪曰："赤痢自小肠来，白痢自大肠来，皆以湿热为本。"按：此条明金色白

[注释]

[1]则：《三三医书》无此字，今据抄本补。

[2]传：《三三医书》无此字，今据抄本补。

[3]注经：《三三医书》作"前注经"，误。今据抄本改。

[4]为：《三三医书》无此字，今据抄本补。

而火色赤。王宇泰[1]曰："胃有湿热，拂郁不化，气凝注大肠成白痢，血凝注小肠成赤痢，二肠均受，赤白并下，以大肠合肺、小肠合心也。初起实者必推荡之，通因通用也。如失下五六日后，脾胃虚，难胜下。白者平胃加楂、槟、枳、芍、芩、连、滑、曲、归、姜，红者芍药汤[2]加桃仁、滑石、枳壳、青皮、苍术，以引血调气。纯血脉弦，风邪伤肝，肝主血，宜防风白芍汤[3]。痢如豆汁者，此元气大虚，香参散[4]加当归、粟壳。赤黑相杂者，此湿胜也。"按：此条论痢甚明。薛立斋曰："久痢黄中带青，肝木刑脾土，宜补脾平肝，四君白芍；黄而兼白，子全母虚，宜补脾胃，用益黄散[5]；黄而兼黑，肾水侮土，宜补土制水，六君加姜桂。"按：此条明青黑色之所以然。张景岳曰："痢起夏秋，湿蒸热郁，本乎天也。因热求冷，过吞生冷，由乎人也。气壮而伤于天者，郁热居多；气弱而伤于入者，阴寒为甚。寒者必虚，热者必实。"按：此条似痢有阴寒一种。周慎斋[6]曰："夏日太阴用事，过食生冷，积而不化，积久成热。发于秋者，阳气入里，攻之使发，治宜苦寒，燥湿涤热，佐以辛热，开郁达气，故曰：'行血则便脓自已，调气则后重自除。'又曰：'肺主气，凝滞伤气，

[注释]

[1]王宇泰：王肯堂（1552—1638），字宇泰，号损庵，自号念西居士，江苏金坛人。明代官员，医学家，著《证治准绳》《古代医统正脉全书》《医镜》《新镌医论》等。

[2]芍药汤：出自《素问病机气宜保命集》方剂，由芍药 甘草 黄连 黄芩 木香 槟榔 当归 官桂 大黄组成。

[3]防风白芍汤：出自《素问病机气宜保命集》方剂，由防风 芍药 黄芩组成。

[4]香参散：出自《普济方》方剂，由陈皮 木香 人参 当归 诃子皮 乌梅 地榆 香草 甘草组成。

[5]益黄散：出自《小儿药证直诀》方剂，由陈皮 丁香 诃子 青皮 甘草组成。又名补脾散。

[6]周慎斋：周子干（1508—1586），字慎斋，安徽宣城人。明代著名医家，著《慎斋遗书》等。

移热大肠，气凝涩而成白痢。心主血，郁热伤血，移热小肠，则血凝涩而成赤痢。此二脏二腑之积热也。若胃伤于冷物，则胃寒，精气不输于脾，脾不能散精于肺，津液留滞于胃为胃积。症见呕逆、恶心、便色如桃胶不臭、右关沉细而紧，当用朴、桂、萸、姜、木香；虚者附子理中[1]，非二肠之积可比也。'"按：此条辨寒者属胃积，热者是肠积。又曰："色黑有两种。焦黑者热极，反兼胜己之化，芩芍汤[2]送香连丸[3]；如漆有光者，瘀血凝久，桃核承气汤[4]。"按：此条辨黑色更明。张石顽曰："刘、李、朱三家，皆以痢主湿热，恣用苦寒，蒙害至今未已，曷知血色鲜紫浓厚者，信乎属热。若瘀晦稀淡及玛瑙色者，为[5]阳虚不能制阴而下，非温理其气，则血不清，理气如炉冶分金，最为捷法。余凡遇五色噤口，及瘀晦清血诸痢，每用甘草干姜汤[6]专理脾胃，肉桂、茯苓专伐肾邪，其效如神。腹痛后重，加木香、槟榔以泄之；饮食艰进，兼枳实、焦术以运之；阴气上逆干呕，丁香[7]、吴萸以温之；呕吐涎水，橘、半、生姜以豁之；脓血稠黏，茜根、乌梅以[8]理之。"按：此条全[9]以温法。秦元宫曰："秋时金[10]气欲降，而小肠有火，间不使达于大肠。

[注释]

[1]附子理中：即附子理中丸，出自《阎氏小儿方论》方剂，由干姜 人参 白术 炙甘草 附子组成。

[2]芩芍汤：出自《叶氏女科》方剂，由黄芩 白芍 白术 肉桂组成。

[3]香连丸：出自《兵部手集》方剂，由黄连（吴茱萸同炒）木香组成。

[4]桃核承气汤：出自《伤寒论》方剂，由桃核 大黄 桂枝 炙甘草 芒硝组成。

[5]为：《三三医书》作"如"，误。今据抄本改。

[6]甘草干姜汤：出自《伤寒论》方剂，由甘草 干姜组成。

[7]丁香：《三三医书》作"木香"，误。今据抄本改。

[8]以：《三三医书》无此字，今据抄本补。

[9]全：《三三医书》作"合"，误。今据抄本改。

[10]金：《三三医书》作"肺金"，误。今据抄本改。

小肠丙火致[1]克庚金，秋金燥，故腹痛后重，而气不能通。正治之法，不过沙糖利小肠，莱菔汁以通大肠，加陈松萝茶[2]四五钱以泻火，淡关头海蜇以润燥则愈。火甚闭结者，用槟榔二三钱，煎汤下黑金丸[3]三四钱，或酒蒸大黄饭丸三四钱亦可。若其人肥甘过度，瓜果炙煿煎炒，热毒遗积肠间，肺气敛降，随小肠之火而急奔大肠，则如被火焚，腹大痛、痢不休、烦躁口渴，急须芩、连、槟、柏大剂以救之。脉必数而有力，缓则肠胃腐烂。若兼发热脉浮者，必有外邪，用败毒散[4]，热服取微汗。兼疟者，先治疟。先辈脾传胃之说，迂而未当，此症腹痛是丙火克庚金，与木克土不同，宜用通法，不宜芍、草、当归[5]等。若纯红者，热入血分，用凉血汤[6]地榆、槐花、神曲酒炒各三钱，煎七分，藕汁一杯，沙糖调服。"按：此条明白晓畅，胜于前辈。从来论痢皆属火，而石顽、景岳独言寒凉者，皆寒药误治而变之痢，非痢之本病也。因其始不急通大肠，而徒用栀、柏、芩、连，肠仍未通，而胃已受[7]寒。或屡用香、陈、槟、朴，致火未除，而气已大耗，未有痢疾起始而先虚寒者也。此丙火独炽[8]，小肠闭塞而肾燥，肉苁蓉为对症之的药。他如恶心厌食

47

[注释]

[1]致：《三三医书》无此字，今据抄本补。

[2]陈松萝茶：历史名茶，属绿茶类，创于明代，产于安徽黄山市休宁县松萝山，故名松萝茶，陈者旧也。

[3]黑金丸：又名黑金丹，出自《普济方》方剂，由黑铅 水银 天南星组成。

[4]败毒散：出自《小儿药证直诀》方剂，又名人参败毒散，由人参 羌活 独活 柴胡 前胡 枳壳 茯苓 桔梗 川芎 甘草组成。

[5]当归：《三三医书》作"归"，误。今据抄本改。

[6]凉血汤：出自《医经会解》方剂，由栀子仁 黄芩 白茅 知母 桔梗 甘草 侧柏叶 赤芍组成。

[7]受：《三三医书》无此字，今据抄本补。

[8]独炽：《三三医书》无此二字，今据抄本补。

者,曰噤口痢,是湿热之气,上塞于胃口也。若未下而脉有力者[1],仍须大黄,下通上自宽也。若下过脉弱者,养胃汤,茉莉、扁豆花、莲肉、菖蒲根、枳壳、粳米炒黄、粟壳[2]、绿豆皮、人参,用老苏梗乘热泡药,再隔煮三四沸,即服。渴者加连一分,银花露[3]温服数杯亦妙。服此不愈者,胃气大虚,用升麻一钱、炒莲肉五钱、人参三钱,煎服,此治噤口症也。又如经年累月时作时止者,曰休息痢,因兜涩太早,积未尽除之故,宜再投荡积之药,后调脾胃。如虚者,以调养之中,微加消导药。仲景云:"下痢已差,至其年月日后发者,以积未尽也。当下之。"余用补中益气加肉果,煎送驻车丸[4],多效。至如孕妇痢疾,里急后重,最为棘手,只用苏梗、杏仁、枳壳,不宜槟榔,黄芩可以重用,中气不和,少加木香,重用砂仁,金银花露[5]宜多服,不可缺也。若夫纯血如尘腐色,如屋漏水,大孔如竹筒,唇如朱红,身热脉大有力,四肢肿冷及呃逆者,皆不治。

48

[注释]

[1]未下而脉有力者:《三三医书》作"未下者脉有力",误。今据抄本改。

[2]粟壳:《三三医书》无此药,今据抄本补。

[3]银花露:金银花一味中药制成。

[4]驻车丸:出自《备急千金要方》方剂,由黄连 干姜 当归 阿胶组成。

[5]金银花露:又名银花露,由金银花一味制成。

中风

问:中风,急症也,先当分辨闭脱二症,若何见症?脱者何因?闭者何因?其次有中外风见症、有中内风见症、有风入肠胃见症、有风入经络见症、有类中风见症、有痰厥见症、有中暑见症、有客忤见症、又有无病忽然风发见症,以上十症,各宜分别定方。此症风外惟痰,痰有从火化者,有从湿化者,皆宜明辨。又此症初病时,往往不能言,切脉又为要务,当分别详细书之。

中风当先辨闭脱二证。脱者见症,口开、目合、自汗、遗尿、喘急,此由真阴本衰,不能外固其阳,加以忧思劳心,郁火既久,一值酒色过伤,或触大怒,于是坎中之阳,与雷电肝胆之火,一齐冲击而上,卒然颠仆,脾绝而口开,肾绝而遗尿,肝绝而目合,心绝则自汗,肺绝则喘促。急治之法,用奠坤汤,此脱症也,犹地震山崩也,故不治者多。亦有一脏未绝,停七日而死者(已上脱症)外。此皆闭症也,闭者手握、口噤、目张、晕眩、昏迷,此名中风。有外内之别,中外风者,有六经见证,脉浮、恶寒、发热、拘急、不仁,用录验续命汤[1],即大青龙加芎、归、人参也;河间小续命,即益以熟、附、黄芩、防己、防风;其夹食者,腹满便闭,用三化汤[2],即小承气加羌活。此纯实症也,江以南极少,间或[3]有之(以上外风)。中内风者,肝胆火

49

[注释]

[1]录验续命汤:出自《古今录验》方剂,由当归 石膏 桂枝 麻黄 杏仁 川芎 人参 甘草 黄芩组成。该方与上述奠坤汤和下述小续命汤,当今中风(脑梗)已都不采用。

[2]三化汤:出自《素问病机气宜保命集》方剂,由厚朴 大黄 枳实 羌活组成。

[3]或:《三三医书》无此字,今据抄本补。

郁,冲击于上,火盛风生,狂风勃发,其性刚急,气血大乱,风火由下直上,将胃中津液,顷刻皆化为痰涎,壅塞上焦,痰因凝聚而心气混浊。难言者,舌本干燥也;昏愦者,气血内乱也;手足劲直或摇动者,风能烁真阴也;口眼歪斜者,风入经络也;麻痹不仁者,血痹不流也;半身偏枯者,经络无血也。此皆风从火出,所谓内风也,位在震巽,左关寸之脉,必弦急洪滑或数疾;如木反侮金,右寸亦弦数滑大,《史记·仓公传》曰:"迥风其脉滑,滑者内风发也。"巽风大旺,自当以助金平木为要义,以养血滋水[1]为正治,治宜缓风汤[2]。若饱食[3]未消而风逼,则痰食交结而胸满作痛,先用盐汤探吐之。口不开者,胜金丹[4]或侧柏叶汤[5](以上内风)。若内风入肠胃者,《金匮》有风引汤[6]及侯氏黑散[7],取诸石属金、金能平本之义。其冷食十日,俾药积腹中,填塞空窍,治法高出千古(以上风入肠胃)。若内风入经络,及风息血不归经,筋被风燥,手足不遂,半身偏枯,宜养血以润之,宜润枯汤[8]及煮酒方(风入经络)。若肥人素多痰湿,脉缓或沉涩,肢节重痛,手足筋软,

————————————

[注释]

[1]水:《三三医书》作"木",误。今据抄本改。

[2]缓风汤:出自《千金要方》方剂,由独活 麻黄 犀角 半夏 大枣 乌梅 桂心 鳖甲 升麻 橘皮 枳实 甘草 吴茱萸 大黄 生姜 石膏 贝齿组成。

[3]饱食:《三三医书》作"饮食",误。今据抄本改。

[4]胜金丹:出自《太平惠民和剂局方》方剂,由雌黄 黄丹组成。

[5]侧柏叶汤:出自《金匮要略》方剂,由侧柏叶 干姜 艾叶组成。

[6]风引汤:出自《金匮要略》方剂,由大黄 干姜 龙骨 牡蛎 甘草 桂枝 寒水石 滑石 赤石脂 白石脂 紫石英 石膏组成。

[7]侯氏黑散:出自《金匮要略》方剂,由菊花 白术 防风 桔梗 黄芩 人参 茯苓 当归 川芎 干姜 桂枝 细辛 牡蛎 矾石组成。

[8]润枯汤:疑为润涸汤,出自《辨证录》方剂,由熟地黄 白术 巴戟天组成。

是痰湿积于络中也，宜桑枝汤[1]（痰入络中）。又有类中风者，不可不辨。其人素多湿痰，忽然气逆痰塞，牙关紧急，是名痰厥。中风者，左脉浮弦。此症右脉沉涩，左脉和平，亦有脉伏者，以胆星、木香为末灌之，后用顺气汤[2]。若醉饱恼怒之后，忽然昏迷，右脉紧盛，急用陈皮姜盐汤，调以消食健脾之品（以上痰食）。又有暑天闷倒，昏不知人，冷汗出，手足冷，或吐泻、喘满，是谓中暑，急用皂角末烧存性，同甘草新汲水调下。轻者香薷饮[3]冷服，大渴大热者茅术白虎汤[4]（以上中暑）。又有飞尸鬼击、卒厥客忤或吊死问丧，忽然面青、错语、牙闭、口噤、昏愦，是名中恶，急以苏合香丸灌之（以上客忤）。若夫似轻而实重，毫无病苦，忽然一手一足，重不能举，心神如醉，少顷复常，其脉沉迟，非风也，是脾肾阳虚，胃中有痰，有时不运，为后来脱症之根，急急用六君培养（以上阳虚）。此外内风一种，内有痰，从火化，心中烦闷，言语謇涩者，《经》所谓："风淫于内，治以甘凉。"是症多阴虚瘦削之人，肝火郁热，而生痰招风，宜先服竹沥汤[5]。脾胃热者，用地黄煎[6]。若邪中经络，与痰气相抟，神暴昏，脉暴绝者，惟香药能达经隧通神明。然亦有寒热之别。其脉沉缓或迟或伏，须用回天再造丸[7]，或

51

[注释]

[1]桑枝汤：出自《圣济总录》方剂，由桑枝 柳枝 槐枝 枸杞根 黄荆根 羚羊角组成。

[2]顺气汤：出自《圣济总录》方剂，由厚朴 陈皮 白术 半夏 干姜 柴胡 甘草组成。

[3]香薷饮：出自《太平惠民和剂局方》方剂，由香薷 厚朴 白扁豆组成。

[4]茅术白虎汤：即白虎汤加苍术汤，出自《类证活人书》，白虎汤加苍术，江苏茅山出苍术为上品，故又称茅术。

[5]竹沥汤：出自《兰室秘藏》方剂，由竹沥 生葛汁 生姜汁组成。

[6]地黄煎：出自《备急千金要方》方剂，由地黄汁 茯神 知母 葳蕤 栝蒌根 生姜汁 鲜地骨皮 生麦冬汁 石膏 竹沥 白蜜组成。

[7]回天再造丸：由蕲蛇 乳香 朱砂 黄连 草豆蔻 片姜黄 何首乌 木香 豆蔻 蔓根 细辛 羌活 白芷 山参 麻黄 松香 藿香 牛黄 地龙 桑寄生 母丁香 没药 熟地黄 虎骨 厚朴 僵蚕 麝香 香附 当归 赤芍 茯苓 全蝎组成。

地黄饮子[1]。有脉数大有力，或浮或滑，须用苏合香丸及至宝丹。同一开法，有寒热各分，虚者以四君汤送（以上痰有火湿）。他如经络中有死血、湿痰留滞者，宜活络丹[2]。此症名论最多，略举数家。喻嘉言曰："河间指火为本，东垣指气为本，丹溪指痰为本，曷不曰：阳虚邪害孔窍为本，而风从外入者，必扶身中素有之邪，或火或气或痰，而为标耶，故挟虚者，补虚则风去；挟火者，清热则风去；挟气者，开郁则风去；挟痰者，豁痰则风去。"按：此条笔最该括，然犹不敢别乎外风而言也。薛立斋曰："阳主气，以天地之疾风名之，不必外感而名风也。左半肝肾之居。肝藏血，主筋，肾藏精主骨。精血枯槁，不能滋养，故筋骨废。"缪仲淳[3]曰："南方质多柔脆，多热，多痰，真阴既亏，内热弥甚，煎熬津液，凝结为痰，壅塞气道，不得通利。热甚生风，亦致卒仆。"按：此二条，皆言内风也。张景岳曰："人之根本，真阴也。阴虚有二，阴中之水虚，病在精血；阴中之火虚，病在神气。阳衰则气去，神志昏乱，非火虚乎！阴亏则形坏，肢体废驰，非水虚乎！以神离形坏之证，不求其源而但[4]治风乎，宜培养真阴以救根本。惟有实症者，但察其因痰因气，而暂开之。"按：此条分明补阴为主。张石顽曰："中风之脉皆真气内亏，即南方属火[5]、属痰，总由肾气衰微，

[注释]

[1]地黄饮子：出自《黄帝素问宣明论方》方剂，由熟地黄 巴戟天 山萸肉 石斛 肉苁蓉 炮附子 五味子 官桂 白茯苓 麦冬 石菖蒲 远志组成。

[2]活络丹：后名小活络丹，出自《太平惠民和剂局方剂》方剂，由制川乌 制草乌 地龙 天南星 乳香 没药组成。

[3]缪仲淳：缪希雍（1546—1627），字仲淳（仲醇），号慕台，江苏常熟人。明代医家，著《本草经疏》《先醒斋医学广笔记》。

[4]但：《三三医书》无此字，今据抄本补。

[5]属火：《三三医书》无此二字，今据抄本补。

不能主持，是以脉不能沉，随虚风鼓激而见浮缓之象。"昔人云：中风脉见沉伏，亦有脉随气奔指下洪盛者。当知中风者多体肥痰盛，外有余而[1]中不足，加以房劳。初中气闭，脉必沉伏，少顷气还，脉见洪盛，皆风火痰湿用事也。大都中风之脉，浮小缓弱者生，坚大急疾者危。盖浮缓为中风之本脉，兼紧则多表邪，兼大则多气虚，兼迟则多虚寒，兼数则多虚热，兼滑则多痰湿，皆为可治之脉。惟兼涩者，为脉不应病，多为危状。以痰症脉涩，为正虚气衰，经络闭滞，难于搜剔也，所以中风之脉，最忌伏涩不调[2]，尤忌坚大急疾云。

[注释]

[1]而：《三三医书》无此字，今据抄本补。

[2]不调：《三三医书》无此二字，今据抄本补。

虚劳

问：虚劳一症，仲景《金匮》七方，多偏重阳虚，丹溪多用寒凉，后人薛立斋、张景岳、李士材[1]等，多非丹溪之寒凉，而是温补，又未必用仲景之方，今人遵用立斋、景岳等法，又未必辄[2]效，其故何欤？夫病有寒热虚实，岂容预定，自宋元以来，各家出入是非，可详晰言之欤？近时名家治此病者，能否有细腻沉着，胜前人者乎？抑或另出心裁，因症论治，可补前人之未备乎？医贵实效，不必拘守前辈也，其细参之。

虚劳一症，古今治法各殊，仲景七法，卓然典型，其失精家少腹弦[3]急、阴头寒、目眩、脉极虚[4]，用桂枝龙牡汤[5]。张石顽曰："人身气血，全赖后天水谷滋生，水谷入胃，清者为营，浊者为卫。营气不营，上热血溢，卫气不卫，下寒精亡。营卫和，三焦各司其职，而火自归根，热者不热，寒者不寒，水谷之精微输化，而精血之源有赖矣。以亡脱既愦，恐下焦虚滑不紧，乃加龙、牡以固敛之，以龙骨入肝敛魂，牡蛎入肾固精，皆收敛精魂之品，入桂枝汤中，则为固蛰封藏之本药也。若失精悸衄腹痛，本方加胶饴，为小建中[6]；里急为营卫枯槁，更加

[注释]

[1]李中梓(1588—1655)：字士材，号念莪，上海华亭人。明末医家，著《内经知要》《医宗必读》《诊家正眼》《李中梓医案》《士材三书》等。

[2]辄(zhé)：《三三医书》无此字，今据抄本补。辄：总是。

[3]弦：《三三医书》无此字，今据抄本补。

[4]脉极虚：《三三医书》无此三字，今据抄本补。

[5]桂枝龙牡汤：即桂枝加龙骨牡蛎汤，出自《金匮要略》方剂，由桂枝 白芍 生姜 炙甘草 大枣 龙骨 牡蛎组成。

[6]小建中：即小建中汤，出自《伤寒论》方剂，由饴糖 桂枝 芍药 炙甘草 生姜 大枣组成。

黄芪,为黄芪建中[1],此皆后天不足,以调和营卫为主治。后人专用滋阴降火,未至于剧,用此尚可挽回。若先天肾虚者,八味肾气[2];虚烦不眠,酸枣仁汤[3];干血者䗪虫丸[4]。惟薯蓣丸[5]专治表邪不解、误用凉药,伤犯肺胃,自上而下之虚劳。"秦元宫曰:"仲景用建中复脉,以扶胃而建立中气,以胃为气血生化之原。其人稍见膈虚内热,神气不旺,以建中未雨绸缪,桂枝和卫,白芍和营,调剂阴阳,而以饴糖、甘草、大枣补胃土,以生姜生发阳气[6]多服胃气旺而上升于肺,肺行降下之令而生水,所谓地气上为云也,天气下为雨,山泽通气之道也。故一则曰脉大为劳;又曰浮则无血,大则无气;又曰脉极虚芤迟,从未闻数脉也,亦未闻兼咳嗽也。失此不治而阴火上升,脉之迟者变而为数,火上刑金而咳嗽起,岂可仍用桂枝。"按:此条论仲景所治,非今日脉数咳嗽阴火上升之虚劳也。后贤论治,或以谓补气者,当补肺之母脾;补血者当补肝之母肾。又曰土旺而金自生,勿拘拘乎保肺;水盛而火自熄,勿汲汲乎寒凉。东垣谓:"人参补肺,气旺则四脏之气皆旺,精

55

[注释]

[1]黄芪建中:即黄芪建中汤,出自《金匮要略》方剂,由小建中汤加黄芪组成。

[2]八味肾气:即肾气丸,出自《金匮要略》方剂,由地黄 山药 山萸肉 泽泻 茯苓 丹皮 桂枝 附子组成。

[3]酸枣仁汤:出自《金匮要略》方剂,由酸枣仁 川芎 知母 茯苓 甘草组成。

[4]䗪虫丸:即大黄䗪虫丸,出自《金匮要略》方剂,由大黄 黄芩 甘草 桃仁 杏仁 芍药 干地黄 干漆 虻虫 水蛭 蛴螬 䗪虫组成。

[5]薯蓣丸:出自《金匮要略》方剂,由薯蓣 当归 桂枝 神曲 干地黄 大豆黄卷 甘草 人参 阿胶 川芎 芍药 白术 麦冬 防风 杏仁 柴胡 桔梗 茯苓 干姜 白蔹 大枣组成。

[6]阳气:《三三医书》无此二字,今据抄本补。

自生而形自盛。"白飞霞[1]谓："多服人参,回元气于无何有之乡。肺虚喘嗽者,并宜服之。"王好古[2]谓："肺热还伤肺。"王节斋[3]谓："虚劳服参芪者必死。"按:古书如聚讼,愚以谓无脉证而论治,犹无题而论文。宋元诸名家,论理极是,施之实事,皆属似是而非,惟沈朗仲[4]曰："阴虚多火之人,即感客邪,蒸热咳嗽,切忌羌、防、柴、葛表散,亦不可用桔、杏、苏、橘清肺止嗽,有积者忌消导,当静以养阴。"亦属调停之见(以上论古)。大抵此症起于斫丧者,肝肾过劳,多亡血、失精、强中,阴竭而死;起于郁结者,内火烁津,多致血结、干咳、嗜食,发癥而死;起于药误者,脾肺受疾居多,多致饮食减少,喘嗽、泄泻而死。此其大概也。治之之法:阴火刑金而咳,脉数,为内风生,生则气行急疾,一呼一吸或六七至,气急,巽风用事,逼血妄行,或吐衄,或血去而阴益虚,不独肺燥,胆汁亦枯。胆枯木将自焚,且肺既嗽,又能激动火势,化液为痰,逮肺枯而痿生,水之源绝,潮热不休,安得不死!仲景曰:"脉数者,风发也,以饮食消息止之。"至精至妙。实虚劳生死之关,趁其人胃气尚强,以饮食补之,所谓形不足者,补之以味。补气血,以肥鸭、牛肉之属;补阴如海参、鳗、鳖;补土如童雌黄鸡、鲫鱼、鲜鱼;清火则燕窝、蛤蜊;补肺则[5]猪肺、百合;健脾则[6]大枣、莲

[注释]
[1]白飞霞:韩懋(1441—1522),字天爵,号飞霞道人,人称白飞霞,四川泸州人。明代医家,撰《韩氏医通》。
[2]王好古:字进之,号海藏,河北赵县人。元代著名医学家,李东垣弟子,著《阴证略例》《汤液本草》《医垒元戎》《此事难知》《伤寒辨惑论》等诸多医书。
[3]王节斋:王纶,字汝言,号节斋,慈溪人。明代官吏兼医家,官至右副都御史,著《明医杂著》《本草集要》。
[4]沈朗仲:明代名医李中梓的优秀第一传弟子。
[5]则:《三三医书》无此字,今据抄本补。
[6]则:《三三医书》无此字,今据抄本补。

子。多其火候，恣意食之，不可过饱，恐脾难运化，食后徐步，服滋生丸[1]一丸；俾心闲气静，内火不生，久之[2]食入于阴，气长于阳，胃气充足，上升于肺，肺能生水，脉数乃退，所忌发风动气生冷之品。此胃尚强时，饮食调补一法也（以上食养）。其或迁延日久，服药差误，大耗真气，中虚胃弱，食少不运，前法难施，议者多本壮水制火，知、柏苦寒，地黄湿滞，即苓、术亦苦燥。夫水从金出，为天一之水，方能有济。金之所以能生水者，全赖脾胃之气上升，而水可生脾湿，胃益弱，而肺金愈无土生。若用敛降，无论难降，即或火降，而气既下陷，酷日无云，雨安从来，过时复升，其火愈甚，皆不明水出高源、山[3]泽通气之义也。盖脉数不除，风行不息，必无愈机。诊虚劳脉者，尽一昼夜间，必有一刻其数少减，此正阴阳自为胜复之时，乘此投药，迎机而导，否则寅初气注肺时，服回风汤[4]，入米芪露一杯。数服后，兼服丙辛汤及三合水汤，脉少减者，即是生机。盖此风与中风之风异，彼则阴霾昼晦，发屋拔木，狂暴之风，此则夏日亢阳，东南熏热之风。逆其势自西而东，则西方凉风至，而雨可望矣。故阳不上升者，用柴胡左升以趋右，今当升右之阳以趋左，此又一法也（以上回风）。若夫虚火上升，面赤心烦，咳嗽口干，其脉寸盛尺弱，来盛去衰者，病又加进，

[注释]

[1]滋生丸：出自《先醒斋医学广笔记》方剂，又名人参滋生丸、保胎资生丸，由人参 白术 茯苓 陈皮 山楂 甘草 山药 黄连 薏苡仁 白扁豆 藿香叶 白豆蔻 莲肉 泽泻 桔梗 芡实 麦芽组成。

[2]之：《三三医书》作"久"，误。今据抄本改。

[3]山：《三三医书》作"水"，误。今据抄本改。

[4]回风汤：即回风外解汤，出自《医醇剩义》方剂，由柴胡 薄荷 前胡 桔梗 枳壳 葛根 豆豉 陈皮 茯苓 白术 姜皮 荷叶组成。

先用导火汤[1]，引火下入小肠，静坐数刻，火从下降，降至丹田，乘火在下时，服赤帜汤填实中焦，不使火得再上，是韩信拔赵帜立汉帜法也，此又一法也（以上赤帜法）。若血初见时，慎不可用酸敛止涩及生地之泥滞，恐血凝而瘀，须用黑金散降火去瘀最妙。若劳力内伤呕血者，活蟹一大只捣烂，温陈酒调服，此皆阴火上升而生内风之虚劳也[2]。如痰中带血如丝缕者，是因咳伤肺也，用清肺汤，血从咯出者，从肝肾来，火犹未入于肺，急服镇火汤，统治诸血。发热者有三阴汤[3]。虚劳常服者，有升阴养血汤、止嗽汤。常服金生丸，可引肺气下入于肾（以上血证[4]）。此外有发热昼夜不休，肌肤干涩，绝无汗者，必有外邪未清，或误为补药所痼，用内托汤热服发汗（以上夹邪）。又有骨蒸劳病，肌肤不甚热，按至[5]骨间甚热，其人善食而瘦，皮肤枯涩无汗，大便结实，其脉沉紧数有力，与诸虚劳不同，皆起于风寒外邪，日久蕴蓄而成，当用苦寒、大补阴之类，大忌燥热之品。盖其热在骨髓，亦不宜用升散之药，使其热炎灼于外。又诸虚皆系胆汁枯，则肝木之火无所[6]制，而风火大发。骨蒸一症，胆汁尤枯，用退蒸汤（以上骨蒸）。又如每日先寒后热如疟，汗出而热始退者，桂枝柴胡各半汤加胆汁二匙。此外有因血瘀而发者，妇人尤多，古人䗪虫丸之外，有麦煎散，今方黑金丸。若夫传尸瘵症，其症心中烦热欲

[注释]

[1]导火汤：出自《辨证录》方剂，由玄参 生地黄 车前子 甘草 泽泻组成。

[2]《三三医书》在"也"后，作（以上血症），误。今据抄本删。

[3]三阴汤：《三三医书》作"三阴阳"，误。今据抄本改。

[4]血证：《三三医书》作"总治"，误。今据抄本改。

[5]至：《三三医书》作"之"，误。今据抄本改。

[6]所：《三三医书》作"水"，误。今据抄本改。

露体,覆之即闷,惊悸、怔忡、面无颜色、忘前失后,乃心蒸之状,用传尸劳方。若骨蒸五心烦热者,清骨散[1]。

[注释]

[1]清骨散:出自《证治准绳》方剂,由银柴胡 胡黄连 秦艽 鳖甲 地骨皮 青蒿 知母 甘草组成。

喉痧

问：烂喉丹痧见于仲景书否？此症宋元名家议论绝少，能言其发病之故乎？或曰由乎司天，然燥令湿令俱能发病，主气客气，不一其说，能详说其所以然乎？顺症何如，逆症何如，初起之治法当何如，中后之治法当何如，当清之见证当何若，当下之见症何若，能详言欤？此症近来颇多。

家大人已立论在前，尤当扩充其意而详说之。研五[1]评。

《金匮》云："阳毒之为病，面赤斑斑如锦纹，咽喉痛，吐脓血，五日可治，七日不可治。升麻鳖甲汤[2]主之。"此条经文与今之烂喉丹痧绝似，而治法则不可从，无论蜀椒、雄黄温燥不可服。细[3]思此症发于春夏，地气本升，不当再用升麻，因于温热，血中伏火，不必更用当归，人所共知也。古书绝少，今时盛行者，宋元名家多北人，而此病盛于江南也。从来论司天者，其说不一，吾以为客气不足凭，当实求之主气。与运行之令气，客气如先天之八卦，有定位而无用。主气令气，则参互错综，随时而见。如今年春令地气本温，而多西北风，阴雨数旬，此太阴湿土令气，加临少阳相火主气。病必见湿遏郁伏，烂喉丹痧所由发也。发之何因？乃[4]疫疠之气，从口鼻而入于

[注释]

[1]研五：孙研五，江苏无锡人，清代医家，系高上池、王旭高之友。《三三医书》无"研五评"三字，今据抄本补。

[2]升麻鳖甲汤：出自《金匮要略》方剂，由升麻 当归 蜀椒 鳖甲 甘草 雄黄组成。

[3]细：《三三医书》作"亦"，误。今据抄本改。

[4]因？乃：《三三医书》作"如，因"，误。今据抄本改。

肺胃也。何以烂喉?湿热郁蒸也。如何为痧?痧[1]与疹为类,是血络中病,与癍之出于胃者不同,当主芳香透络,辛凉解肌,甘寒清血。其后逆传心胞,仍不外乎叶老温热之旨。然一症宜分三种,风邪化热者,治宜清透,湿邪化热者,治宜清渗,痰火凝结者,治宜清降。顺症初起,脉紧弦数,恶寒,头胀,肤红,肌热,喉中碎腐而痛,疹现隐隐。三四日后,温邪化火,热盛痧透。五六日后,热甚,神昏,喉烂,此火盛逆传,内逼心胞见症也。七日后,热退,偏体焦紫,痧如麸壳,脱皮而愈,此顺症也。若逆症,一二日脉见细劲,身虽红痧不外透,神识已昏,语言错乱,气逆喘急,此由邪毒内闭肺胃,内闭则外厥而脱矣。治之之法:顺症一二日宜疏表,牛蒡解肌汤[2]或银翘散[3],加消食之品,吹以珠黄散[4]。三四日化火,前方加犀角、羚角、花粉、石斛。五六日后[5],见内逼心胞,症在营分,犀角地黄汤[6]。有汗神清者,邪在气分,玉女煎加胆星、石菖、西黄药珠,甚则紫雪。中后之治法,大都如此。其或便结燥实、舌干而黄黑者,凉膈散[7],即下法也。协热便泄、舌苔白腻者,葛根、芩、连。至于逆症,火毒内闭于肺胃,用鲜地四两捣汁,加金汁、梨汁、蔗

[注释]

[1]痧:《三三医书》无此字,今据抄本补。

[2]牛蒡解肌汤:出自《疡科心得集》方剂,由牛蒡子 荆芥 薄荷 连翘 山栀 牡丹皮 石斛 玄参 夏枯草组成。

[3]银翘散:出自《温病条辨》方剂,由金银花 连翘 桔梗 薄荷 荆芥穗 淡豆豉 牛蒡子 淡竹叶 生甘草组成。

[4]珠黄散:出自《太平惠民和剂局方》方剂,由珍珠 西黄组成。

[5]后:《三三医书》无此字,今据抄本补。

[6]犀角地黄汤:出自《备急千金要方》方剂,由犀角 生地黄 芍药 牡丹皮组成。

[7]凉膈散:出自《太平惠民和剂局》方剂,由大黄 扑硝 炙甘草 栀子 黄芩 薄荷 连翘组成。

浆，更用鲜芦根煎汤，磨犀角汁，和冲紫雪丹，或珠黄散，要不外乎清开泄热为主。若夫不治之症，鼻塞流涕者，肺已伤，不治；合眼朦胧者，肝欲坏，不治；色自如粉皮者，气色败，尤属不治。盖元气虚者，不能托毒外出，毒且深伏，虽有清补化邪一法，究属难图，尚不如阴虚者，可重用养阴泄热也。治详于温热症下焦篇中。

　　家大人老年议论甚恶，夫清之太早者，以感风感湿，未曾化火而先清，必有结毒发颐之变。善乎！祖鸿范之言曰："初起发热憎寒者，以透散为主，火郁发之也。恶寒已止，内蕴之邪火方张，以凉解为宜，若仍执辛散，火得风而益炽，肿热必增，当于先后次第之间，随机权变，各中其窾要，斯为尽善。研五评[1]。

[注释]

[1]研五评：《三三医书》无此三字，且当正文，误。今据抄本补改。

妇人

问：妇人之病，胎产为要，妊子之脉，能分辨欤？男女之分，可预测欤？试胎之法，果孰胜欤？恶阻之因，治之之法，能详言欤？胎漏小产，其因其治能详说欤？妊妇有头痛、心痛、胃脘痛、少腹痛、股痛、环跳痛、目赤、咽痛、甚至于跌仆损伤，能各举其证因治法大略欤？胎死腹中，验法下法，亦附详焉。

《经》曰："手少阴脉动甚为妊子，阴搏阳别为妊子，身病无邪脉为妊子，尺脉不绝为妊子。"夫尺者是少阴肾脉也。肾脉滑利，亦见带症，惟与手少阴心动脉相应，乃为妊子无疑，是即所谓阴搏阳别也。且血留气聚，胞宫内实，能无尺脉[1]滑数乎？其与虚劳数脉分别处：胎脉数中有胃气，劳脉则兼弦涩无胃气也。然亦有中年羸妇，脉[2]细小而不数者，其微弱中必有隐隐滑动之象可凭也。辨男女之脉最难，执左大为男、右大为女之说，不有脏气偏胜者乎？闻之先业师曰：妇人背阴而面阳，其左男子之右也，右则男子之左也。所以丹溪谓诊是脉者，左右手不可[3]凭者也，惟两寸浮滑为阳脉，主男胎；两尺沉滑为阴脉，主女胎。庶几近之。然曷不辨之男胎三月动，而脐凸硬，腹如釜，女胎五月动，脐软腹如箕之为直捷也。瘀阻与胎混，不得知[4]而用试法：陈酒调佛手散（归七分、芎一钱），待两时许，脐腹微动为胎，不动者为经滞。法颇稳当。恶

[注释]

[1]脉：《三三医书》作"阴"，误。今据抄本改。

[2]脉：《三三医书》无此字，今据抄本补。

[3]不可：《三三医书》作"此不可"，误。今据抄本改。

[4]知：《三三医书》作"己"，误。今据抄本改。

阻者恶心,阻其饮食也。其故有二:一由胃虚,宿有痰饮,而兼气滞;一由冲任上壅,气不下行。盖经血既闭,水渍于脏,脏气不宣通,故心烦愦闷、气逆而呕吐。及三月后胎渐大,子能食血,自无上逆之患。然而间有不恶阻者,何也?中宫气健,胃无宿痰,清浊自能升降,不令秽气上壅,自无恶阻矣。治法:虚者加味参橘饮(温胆加参、术[1]、归、藿、砂),实者小和中饮[2](陈、朴、苓、楂、扁、草,加半夏、砂仁[3]),吐酸不止者二香(藿草、香附)为末(服二钱)。大约胃寒者加丁香、豆蔻、砂仁,脾虚有火,加黄芩、山栀、竹茹。要不外丹溪两言:"肥人多痰,瘦人多火。"其法则二陈加减,须知此病不必疑半夏、茯苓二味为碍胎。胎漏小产,由于气血虚弱者多,气虚则提摄不固,血弱则灌溉不周。而系胞者肾,腰为肾腑,腰痛则堕,不可不防。外此,则血太热而妄行。大凡暴下者[4],胎必堕。若徐下者,可用补气安神治之。此症之脉,宜弦牢滑利,忌沉细而微。其治视禀质所偏,阴虚内热者而用艾、附、白术、砂仁温剂,则阴愈消,如草木之无雨露,枯萎立见矣。阳虚内寒者,而用芩、芍凉血,则脾胃虚寒,气血亦弱,如果实值[5]秋冬则[6]则少结矣。三月前宜养脾胃,四月后宜壮腰肾,此大法也,以泰山磐石山散为主方(八珍去苓,加参、断、芩、芪)。血热者加黄柏、阿胶,

---

[注释]

[1]术:《三三医书》作"木",误。今据抄本改。

[2]小和中饮:出自《景岳全书》方剂,另有李东垣方,多煨姜一味。抄本有姜一味。

[3]加半夏、砂仁:《三三医书》缺此二味药,今据抄本补。

[4]暴下者:《三三医书》作"暴下水者",误。今据抄本改。

[5]值:《三三医书》无此字,今据抄本补。

[6]则:《三三医书》无此字,今据抄本补。

气寒者加艾叶、炮姜。然而胎漏一症,辨之宜慎。有妊妇血盛,月信常来而不堕者,治之反堕;亦有孕妇脉见滑数,月事略少,至三四月止者。今人以为七月生,其实足月也。又有壮盛之妇,前三月按月去血点滴者,苟无腰酸胎动,不须服药。此又当合形体论也。再妇[1]人一月堕胎者最多,必[2]其人好洁,日必举足洗下体而滑也。胎前诸痛,气虚、血虚、血热三种,宜常目在之。而外感内伤,仍各宜分剖。如头痛血虚多火者,四物加减;感风者,加味芎归(芩、术[3]、茶);心腹痛,或素有痰饮,更触外感者,正气散[4];按之痛者积滞,用保和[5];不痛者脾胃伤,用[6]六君;满痛及心,芩、术、芍三味;不时腹痛者血虚,熟地、当归二味煎汤服之;重坠者气虚也,补中益气;胁痛者不宜破气,童便和酒服之;少腹冷痛,小建中加炮姜;腰痛,环跳痛者,宜补;目赤,口舌咽痛者,凉膈亦可服;若跌仆伤者,胶、艾、芎,归加地。此其大略也。至如面青、舌红,母死子活;面红、舌青,母活子死,为验死胎之要[7]诀,一定无疑。下之之法:丹溪用佛手散重剂(归一两、芎七钱),要不若平胃加芒硝为稳。

[注释]

[1]妇:《三三医书》作"世",误。今据抄本改。

[2]必:《三三医书》无此字,今据抄本补。

[3]术:《三三医书》作"木",误。今据抄本改。

[4]正气散:出自《太平惠民和剂局方》方剂,由白术 厚朴 半夏 橘皮 藿香 甘草 生姜 大枣组成。

[5]用保和:《三三医书》作"保元",误。今据抄本改。保和,即保和丸,见前注。

[6]用:《三三医书》无此字,今据抄本补。六君即六君子汤,见前注。

[7]要:《三三医书》无此字,今据抄本补。

胎前

问：胎前症，最多子悬症，多心腹胀满，以紫苏饮[1]为主方，其故何欤？抑另有法欤？又有子嗽、子喘[2]、子肿、子气、子满、子烦、五心烦热、烦躁、口干、子淋、子痫、胎压膀胱遗尿等症，更有吐血、衄血、咳血、便血诸症，其因其治，可详言欤？夫妇科诸书，似少专门名家所作，每见头绪烦多，杂乱无章，如能条分缕晰，俾学者知各门用方之所以然，岂不善欤？

子悬者，怀子六七月，胸腹胀[3]满而胎上悬也。中于气郁者多，紫苏饮一方，出许学士《本事方》[4]中，自注云："有妇难[5]产数日，催生法不验，此必心怀畏惧、气结不行。《经》谓恐则气下精神怯，怯则上焦闭，闭则气还，还则下焦胀，气乃不行。爰制此方，服之即产，分明紫苏、川芎、陈皮、腹皮疏气舒郁，归、芍补血，参、草补气，皆佐使也。自注又云："兼治六七月子悬，数有效，亦疏气开郁之意。有热加芩、栀，胀甚加木香汁、归、术，名和气安胎饮[6]。停滞呕吐加苍、朴，名加参平

[注释]

[1]紫苏饮：出自《普济本事方》方剂，由紫苏 陈皮 当归 白芍 川芎 人参 大腹皮 甘草组成。

[2]子喘：《三三医书》作"喘咳"，误。今据抄本改。

[3]胀：《三三医书》无此字，今据抄本补。

[4]许学士《本事方》：许叔微（1079—1154），字知可，曾任集贤院学士，故后人称其许学士，江苏仪征人。宋代医家，著《类证普济本事方》《伤寒发微论》《伤寒百证歌》《伤寒九十论》等医籍。《本事方》即《类证普济本事方》简称。

[5]难：《三三医书》无此字，今据抄本补。

[6]和气安胎饮：出自《胎产心法》方剂，由人参 白术 当归 川芎 黄芩 陈皮紫苏 炙甘草 木香汁组成。

胃散；郁多者加味逍遥[1]；子嗽者，妊妇外感风寒则咳，咳久亦易坠胎，古方用宁嗽散（苏、桑、杏、皮、知、桔、麦、草），亦有土虚不能生金者，归脾汤[2]；有阴火上炎者，六味丸[3]，斟酌用之。"以余所用，胎前咳四五月不止者，橘饼一枚，松子肉一两，冰糖[4]三钱，煎服甚效。喘由外感者，参苏饮[5]（陈皮、枳壳、前胡、干葛、甘草、茯苓、人参、紫苏、半夏、木香、桔梗）。然火动而喘，孕妇最多，治不外二母、芩、冬，他若腰痛短气，脾虚则母令子虚，肾气不归元，而上乘于肺也，生脉补肺、益气汤补脾，须去升、柴[6]为妥，子肿与子气，名异而相类。子气肿下体，子肿肿上体，子满又名胎水，在五六月后，因胎大而腹满遍身浮肿耳。三症皆属脾虚，或因泄利耗伤、病渴多饮、湿渍脾胃、水渍于胞胎易损伤，急治为宜。治法不外健脾利水四字，健脾用六君，利水用五皮[7]，出入两方[8]，利气加[9]乌药、香附、紫苏，甚则加炮姜，古人用五皮，以白术易去桑皮，阎纯

67

[注释]

[1]加味逍遥：即加味逍遥散，出自《内科摘要》方剂，由当归 芍药 茯苓 白术 柴胡 牡丹皮 山栀 甘草组成。

[2]归脾汤：《三三医书》作"归脾"，误，今据抄本改。归脾汤出自《济生方》方剂，由黄芪 白术 茯神 龙眼肉 酸枣仁 人参 木香 炙甘草 当归 远志组成。

[3]六味丸：《三三医书》作"六味"，误，今据抄本改。六味丸即六味地黄丸，出自《小儿药证直诀》方剂，由熟地黄 山萸肉 山药 泽泻 茯苓 牡丹皮组成。

[4]冰糖：《三三医书》作"水糖"，误。今据抄本改。

[5]参苏饮：出自《太平惠民和剂局方》方剂。《三三医书》无药物组成，今据抄本补。

[6]柴：《三三医书》作"紫"，误。今据抄本改。

[7]五皮：即五皮饮，出自《太平惠民和剂局方》方剂，由茯苓皮 大腹皮 五加皮 生姜皮 地骨皮组成。

[8]两方：《三三医书》作"两方者"，误。今据抄本改。

[9]加：《三三医书》作"之"，误。今据抄本改。

玺[1]以为点铁成金手,可类推矣。外此,治水气有天仙藤(即青木香藤)散(香附、紫苏各[2]六分,木香二分,陈皮、乌药各[3]四分)。气虚加参、术,血虚加归。《千金》有鲤鱼汤(鲤鱼[4]重一斤者,橘一分,姜七片同煮汁,入术、苓、归、芍同煎),虚加人参,此尤下水最捷法。子烦者,心惊胆怯,烦闷不安,由心肺虚热,或积痰于胸,胎动不安,竹叶安胎饮[5]为主方,君以竹叶、条芩、麦冬,臣以枣仁、远志,佐以四君去苓、四物去芍。渴加竹茹,痰积者以竹叶换竹沥、茯苓,躁甚热壅口干者,加犀角、知母,气虚倍人参。又有因药多致烦不得眠者,用知母二两,枣肉丸弹子大,每日参汤化一丸。又有口干不卧,川连一味,米饮调一钱。子淋者,小便淋漓涩少,因气血养胎,不及敷荣渗道,且胞系于肾,肾中虚热,移于膀胱,安荣汤主之,君以灯心、通草、苓皮,参、术补气,归补血,麦冬清肺,去原方之滑石,恶其重镇而滑也,以石斛、山栀代之。如右[6]脉微弱气陷者,大剂参、芪。类此者有转胞症,因小便不通,脐下急痛,此由饱食忍尿,或忍尿入房,水气上逆,气逼于胞,屈戾不得舒张所致,非小肠膀胱病,当治其气,所谓胎压膀胱也,补中益气为主方,夫[7]湿者加油炒半夏六分,血虚加芎、地,急用盐

[注释]

[1]阎纯玺:字诚斋,河北宣化人。清代妇科医家,著《胎产心法》三卷。

[2]紫苏各:《三三医书》无此三字,今据抄本补。

[3]乌药各:《三三医书》无此三字,今据抄本补。

[4]鲤鱼:《三三医书》无此二字,误。今据抄本补。

[5]竹叶安胎饮:出自《胎产指南》方剂,由当归 白术 人参 川芎 甘草 陈皮 黄芩 枣仁 远志 麦冬 竹叶 生地黄组成。

[6]右:《三三医书》作"在",误。今据抄本改。

[7]夫:《三三医书》作"去",误。今据抄本改。

汤吐提。又不若稳婆以香油涂手，从产户托起其胎，俾溺出胀[1]解为稳使。此症因虚，与[2]子淋之因火者不同，他如遗尿，不知胎满之故，用白薇、白芍，酒调末服三钱。虚者同地丹服。子痫、口噤、项强、肢挛、语謇、痰壅、人事不省、忽然卒倒，与痿疾同，不可作风治。多因血虚、血燥，阴火上炎，鼓动其痰，主以羚羊角散[3]（羚羊角、杏仁、薏苡仁、防风、独活、川芎、当归、茯神、枣仁、木香、甘草、生姜组成），气虚加参、芪、术，血虚加归、芍、冬[4]，有用南星（一斤，炭火炕，酒制合）、琥珀一两、朱砂五钱，猪心血为丸，服五十丸，参汤下。此方通治痫症，胎前亦宜。妊家诸血症，自当作火论，然"胎前宜清"一语，不可拘泥，当分晰其火所由来。第一辨虚实，实火宜清，其中又当分内外。从外感者，风热内郁所化（凉膈加归、地、茅、花）。从内发者，肝经怒火（加味逍遥）；膏粱积热，加味清胃（川、连、翘、丹、地、归）；郁结伤脾之火（加味归脾）。虚火宜补，当分阴阳，有气不摄血者（补中益气），有阴虚火旺者（地、归、二冬、知母、陈、犀、草、芩、栀、术、菀），有肾经虚火（六味加冬[5]、地），此口鼻血也。二便之血多湿热，便血（槐、榆、当归[6]、乌梅），尿血导赤加山栀、发灰、阿胶、麦、味。

[注释]

[1]出胀:《三三医书》作"之涨"，误。今据抄本改。

[2]与:《三三医书》无此字，今据抄本改。

[3]羚羊角散: 出自《本事方》方剂。

[4]冬:《三三医书》作"芩"，误。今据抄本改。

[5]冬:《三三医书》作"芩"，误。今据抄本改。

[6]当归:《三三医书》作"防、归"，误。今据抄本改。

肺病

问：肺病咳嗽为多，咳字嗽字何解，能分讲欤？咳嗽症不外外感内伤两种，能分别欤？外感不外风、寒、暑、湿、燥、火六气，六气分见于四时，四时皆可以受六淫之邪，能各举其见证治法欤？内伤不外阳虚、阴虚，阳虚者多痰，阴虚者多见血，能各言其见症治法欤？劳风一症，外感内伤并见，能举其治法欤？先业师论治病莫妙于剖析分明，愈细愈精，曷不剖分而详说之。

咳者何？谐声也，其音开口而出，仿佛亥字之音，故有声无痰曰咳。嗽则如盥漱然，有物在喉，漾漾而出，故从口从敕。后人遂以有痰者谓嗽。然则咳嗽之病何从生？曰病有万变，要不外内伤外感两端。试言外感。外感者，风、寒、暑、湿、燥、火尽之。而六者，论其常，各主一时为病。论其变，则四时皆可以受六淫之邪。今且即风寒论，感风咳者，鼻塞声重、恶风涕清，此证也。左脉浮弦，此脉也。而风之中又有辨，春则伤温风，肝木用事则伤肝。而有又中气、中血之别，伤气者为卫，参苏饮[1]、桑菊饮。伤血者为营，芎苏饮[2]。夏则为热风伤心胞，鸡苏散[3]，或伤冷风者，香薷饮[4]；秋为凉风犯肺，败毒散，兼痰

[注释]

　[1]参苏饮：出自《太平惠民和剂局方》方剂，由人参　苏叶　葛根　前胡　姜半夏　茯苓　陈皮　甘草　桔梗　枳壳　木香组成。

　[2]芎苏饮：出自《类证治裁》方剂，由参苏饮去前故，加柴胡　川芎组成。

　[3]鸡苏散：出自《伤寒直格》方剂，由滑石　甘草　薄荷组成。

　[4]香薷饮：出自《太平惠民和剂局方》方剂，由香薷　厚朴　扁豆组成。

者,金沸草散[1];冬为寒风伤肾,麻黄汤加减,兼饮者,桂枝厚朴杏仁汤[2],倘冬时天热而感寒风葳蕤汤[3]、阳旦汤[4]。惟秋冬有暑湿,春夏[5]无燥气。他如先伤风而后伤热,为热包[6]寒,葳蕤汤[7],肺热感寒,为寒包[8]热,金沸草散,嗽而痰出稠黏者,脾湿胜,二陈汤[9],连嗽无痰者,肺燥胜,清燥救肺汤[10],此皆外感咳嗽也。内伤则痰饮。阴虚两种:痰饮者多阳虚,浅者六安煎[11],有火者,温胆汤[12];虚者金水六君煎[13],阳虚而不可攻者,玉竹饮子[14]。有痰火者,盐降法,喘甚者,降气合

[注释]

[1]金沸草散:出自《类证活人书》方剂,由金沸草 前胡 荆芥 姜半夏 细辛 茯苓 甘草 生姜 大枣组成。

[2]桂枝厚朴杏仁汤:出自《伤寒论》方剂,由桂枝 白芍 炙甘草 生姜 大枣 厚朴 杏仁组成。

[3]葳蕤汤:出自《备急千金要方》方剂,由葳蕤 白薇 麻黄 独活 杏仁 川芎 青木香 石膏 甘草组成。

[4]阳旦汤:出自《古今录验》方剂,由桂枝 芍药 黄芩 甘草 生姜 大枣组成。

[5]春夏:《三三医书》作"如春夏",误。今据抄本改。

[6]包:《三三医书》作"之",误。今据抄本改。

[7]汤:《三三医书》无此字,今据抄本补。

[8]包:《三三医书》作"之",误。今据抄本改。

[9]汤:《三三医书》无此字,今据抄本补。

[10]汤:《三三医书》无此字,今据抄本补。清燥救肺汤出自《医门法律》方剂,由桑叶 石膏 甘草 人参 胡麻仁 阿胶 麦冬 杏仁 炙枇杷叶组成。

[11]六安煎:出自《景岳全书》方剂,由制半夏 橘红 茯苓 炙甘草 杏仁 白芥子组成。

[12]温胆汤:《三三医书》无"汤"字,今据抄本补。温胆汤出自《三因极一病证方论》方剂,由制半夏 竹茹 枳实 陈皮 茯苓 炙甘草 生姜 大枣组成。

[13]金水六君煎:出自《景岳全书》方剂,由制半夏 陈皮 茯苓 炙甘草 当归 熟地黄组成。

[14]玉竹饮子:出自《张氏医通》方剂,由玉竹 茯苓 甘草 桔梗 橘皮 紫菀 川贝母 生姜组成。

贞元饮[1]。若阴虚者[2]，阴火上升也。胃气不清者，麦门冬汤[3]，五更咳甚，曾见血者，四阴煎[4]，痰多而浓，无胃气者，六君加减，痰少嗌干，胃气未绝者，六味丸、八仙长寿丸[5]。凡若此者，所谓隔二隔三之治，土不生金者，补脾；木反侮金者，平肝；火上刑金[6]者治心，皆隔一之治也。若水不涵木，因而反侮金者，补肾即所以[7]补肺；命门之火，不能生土，因而土不生金者，补火即所以补肺，皆所谓隔二隔三之治也。此外又有劳风一门，古人所谓发在肺下，今俗所谓寒入肺底是也。其病浅者，秦艽鳖甲[8]、与[9]黄芪鳖甲[10]，病深者，柴前梅连煎[11]（千金法）。至于芎、枳之治寒久郁肺，主未化火者而言，

[注释]

[1]降气合贞元饮：《三三医书》无"饮"字，今据抄本补。降气者即苏子降气汤，出自《太平惠民和剂局方》方剂，由紫苏子 制半夏 当归 炙甘草 前胡 厚朴 肉桂组成。贞元饮，出自《景岳全书》方剂，由熟地黄 当归 炙甘草组成。

[2]若阴虚者：《三三医书》作"他若阴虚者"，误。今据抄本改。

[3]麦门冬汤：出自《金匮要略》方剂，由麦门冬 半夏 人参 甘草 粳米 大枣组成。

[4]四阴煎：出自《景岳全书》方剂，由生地黄 麦门冬 芍药 百合 生甘草 沙参 茯苓组成。

[5]八仙长寿丸：《三三医书》无"丸"字，今据抄本补。出自《寿世保元》方剂，由生地黄 山萸肉 山药 茯苓 牡丹皮 泽泻 麦冬 五味子组成。

[6]金：《三三医书》作"心"，误。今据抄本改。

[7]所以：《三三医书》无此二字，今据抄本补。

[8]秦艽鳖甲：即秦艽鳖甲散，出自《卫生宝鉴》方剂，由鳖甲 秦艽 柴胡 地骨皮 知母 当归 乌梅 青蒿组成。

[9]与：《三三医书》无此字，今据抄本补。

[10]黄芪鳖甲：即黄芪鳖甲散，出自《卫生宝鉴》方剂，由鳖甲 黄芪 天冬 柴胡 地骨皮 秦艽 茯苓 桑白皮 紫菀 半夏 芍药 生地黄 炙甘草 知母 人参 桔梗 肉桂组成。

[11]柴前梅连煎：出自《千金方》方剂，由柴胡 前胡 乌梅 胡黄连 猪胆 猪髓 薤白 童便组成。

若化火而兼络伤者，服之必见血。二母之治虚火刑金，主已化火者而言，犹泻白[1]之泻肺之母也。咳嗽一门稍分其类，已成三十余方[2]，此即剖析分明之道也[3]。他病可类推矣，而兼证兼方，又用之无穷矣。

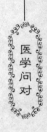

[注释]

[1]泻白：即泻白散，出自《小儿药证直诀》方剂，由地骨皮 桑白皮 炙甘草 粳米组成。

[2]方：《三三医书》作"言"，误。今据抄本改。

[3]也：《三三医书》作"乎"，误。今据抄本改。

暑病[1]

问：暑病之暑字何解？《金匮》暍字何解？同欤，异欤？伤寒恶寒，暑病亦恶寒，何意？伤寒左脉大，暑病右脉独大者，何故？暑病以白虎汤为主方者，何居[2]？《金匮》太阳中暍条，未曾出方，张石顽谓恰合东垣清暑益气汤[3]者，何意？香薷同冬月之麻黄者，何说？大顺[4]、冷香饮子[5]，用姜、附者，何因？暑病之在上焦者，何证、何方？中焦者，何证、何方？在下焦者，何证、何方？至秋后而名伏暑者，何义？当细详明辨之。

喻嘉言曰：夏月天气下降则为热，地气上蒸则为湿，人在气交之中，热与湿蒸而成暑。盖自春至夏，木生火而为热，热极则火生土而成湿，上热下湿而成暑。此至论也。暑病上下皆从日，土之冲气居中蒸变而成也。《金匮》中暍之暍字，从日曷，言日之热气所遏也。与暑字似异而实同。

伤寒恶寒，寒气逼卫外之阳。暑病恶寒，火盛克金。肺性本寒而恶寒也。其所以恶寒之故不同，故伤寒恶寒在发热之前，是第一层；暑病恶寒在发热之后，是既热而薰蒸其肺，在第二层。

暑病右脉独大者，右手上焦气分，火能克金。暑从上而

[注释]

[1]暑病：《三三医书》缺失此节，今据抄本补阙。

[2]居：语气词，同"乎"。

[3]清暑益气汤：出自《脾胃论》方剂，由黄芪 苍术 升麻 人参 泽泻 炒曲 橘皮 白术 麦冬 当归身 炙甘草 青皮 黄柏 葛根 五味子组成。

[4]大顺：即大顺散，出自《太平惠民和剂局方》方剂，由干姜 肉桂 杏仁 甘草组成。

[5]冷香饮子：出自《张氏医通》方剂，由附子 陈皮 草果 炙甘草组成。

下，不比伤寒从下而上，左手主下焦血分，故伤寒之左脉反大。

于暑病主白虎，秋金之气，所以退烦，乃治暑之正例。其源出自《金匮》，仲景之成法也。

《金匮》："太阳中暍，发热恶寒，身重而疼痛，其脉弦细芤迟。小便已，洒洒然毛耸，手足逆冷，小有劳，身即热，口开，前板齿燥。若发其汗，则恶寒甚；加温针，则发热甚；数下之，则淋甚。"此条仲景未尝出方。石顽谓此因暑而伤风露之邪，手太阳小肠标证也。小肠属火，上应心包，皆能烁肺，肺受火伤，所以恶寒，似足太阳膀胱病也。其谓脉之弦细芤迟，小便已洒然毛耸，是足太阳膀胱病。膀胱主水，火邪制金太甚，则寒水为金母复仇，所谓五行之极，反兼胜已之化也。发汗则恶寒甚者，气虚重伤其阳。温针则发热甚者，伤其津液，转助时火。下之则淋者，劫其在里之阴，热势乘机内陷也。仲景之不立方，岂有脱简欤！此症暑伤元气，参、芪、术、草，生脉为君，身重疼痛，风露之邪必夹阴湿，所以用二术、黄柏、升麻、泽泻、葛根，与东垣清暑益气汤，似乎近理。此所谓阴暑也。

暑因乘凉、饮冷，汗不出者，用香薷代麻黄发汗，得汗不可再服，重伤其表。今人随手写香薷，误矣。至饮冷者，则大顺散用干姜[1]，冷香饮子用附子[2]，皆治因暑纳凉之病，非暑之正病也。

暑之正病，究属热邪，当分三焦论治。上焦病，先犯肺，汗多烦渴而喘，脉洪大有力者，为实证，白虎汤主之。身重者，属湿，加苍术。脉散大者，属虚，生脉散或人参白虎。发汗后但头

[注释]

[1]干姜：《三三医书》及抄本均作"附子"，误。今据大顺散方剂改。

[2]附子：《三三医书》及抄本均作"干姜"，误。今据冷香饮子方剂改。

微胀，目不了了者，清络饮。在手厥阴心胞者，寐不安，烦渴，舌赤，谵语，清营汤[1]，舌白者禁。此症虽在心胞，犹未闭也。若已闭者，神不了了，时时谵语，则宜芳香，牛黄丸、紫雪丹。大人暑痫，手足瘈疭，清营汤加钩钩、丹皮、羚羊角。内有暑瘵一证，最难治。舌白不渴，清络饮加杏仁、滑石主之。中焦之证，仍不外脾胃，但异于温热病者，暑病多夹湿。风温、温热、温疫、温毒之在中焦者，阳明胃病居多。湿热之在中焦者，太阴脾病居多。暑湿之在中焦，则脾胃病各半也。何则？火症感阳明阳土，以阳从阳；湿症感太阴阴土，以阴从阴。暑兼湿热，其在体瘦质燥之人，湿化为火，亦有口燥渴饮，面赤舌黄，小承气各等分法。舌滑微黄，在气分者，三石汤。热搏血分，舌绛苔少，加味清宫汤。若肥人多湿，气虚，苔白不滑者，脾病居多，宜分利，则有杏仁滑石等治之。此外有水结胸症，苔滑，得水则呕，小陷胸[2]加枳实。浊痰聚者，亦可以泻心加减。此皆中焦治法也。若在下焦，暑邪助肝火独炎于上，肾液不供，变为消渴，热邪伤阴，筋经无所秉受。故变为麻痹，统用连梅汤[3]。以川连泻心火，使不烁津液，合乌梅之酸，以生津液，酸苦为阴。阿胶救肾，合麦、地酸甘化阴，以止消渴。梅可补肝，胶能熄风。冬、地补水以止痹。若心热烦燥，神迷甚者，先宜紫雪。若深入厥阴，舌灰消渴，心下板实，呕恶吐蚘，下利血水，声音不出，上下格拒者，椒梅汤[4]。酸苦而复以辛甘，仲景乌梅法

[注释]

[1]清营汤：出自《温病条辨》方剂，由犀角 生地黄 玄参 麦冬 黄连 银花 连翘 竹叶 丹参组成。

[2]小陷胸汤：出自《伤寒论》方剂，由黄连 半夏 瓜蒌实组成。

[3]连梅汤：出自《温病条辨》方剂，由黄连 乌梅 麦冬 生地黄 阿胶组成。

[4]椒梅汤：出自《温病条辨》方剂，由川椒 乌梅 人参 黄连 黄芩 枳实 半夏 干姜 白芍组成。

意参酌化用者也。

若夫伏暑云者，长夏受暑不即发，内舍于骨髓，外舍于分肉之间者，气虚者也。盖气虚不能传送暑邪外出，必待秋凉金气相搏而后出也。金气以退烦暑，迨退之而暑无所藏，故伏暑病发也。其气虚之甚者，虽金风亦不能击之使出，必待深秋大凉，初冬微寒相搏而出，故为尤重也。其见证：头痛，微恶寒，面赤，烦渴，舌白，脉濡数。感冷风而起，鼻流清涕，无汗者，表实。败毒散加香薷。有汗者，表虚，宜生脉散。在气分，舌白，银翘散加杏仁、滑石。在血分者，舌赤，银翘散加丹、地、麦、芍。此开手法也。以后治法，与暑证同。